JN232816

ADHD（注意欠陥／多動性障害）

町沢静夫

駿河台出版社

目次

第一章　ＡＤＨＤとは何か……9

1　はじめに……10
2　ＡＤＨＤの実際……13
3　ＡＤＨＤとその歴史……25
4　ＡＤＨＤの診断基準……30
5　成人のＡＤＨＤ……37
6　ＡＤＨＤの原因……39
7　脳の異常はあるのか……42

第二章　ＡＤＨＤの歴史を細かく知る……45

1　一九〇〇年～一九五〇年の時代、つまり脳損傷の子どもとされていた時代……46
2　北アメリカでのＡＤＨＤの研究……49
3　薬物の開発……51
4　注意力の障害の出現……55
5　ダグラスの注意欠陥モデル……57
6　多動児の薬物療法の登場……58

7 一九七九年までに広がっていた見方……63

第三章 ADHDの現在……67

1 治療の進歩……68
2 一九九〇年から一九九八年の発展……69
3 大人のADHD……71
4 ADHDの大脳生理学……73
5 頭部外傷……74
6 リタリンの治療……75
7 脳内ホルモンについて……79
8 ADHDの下位分類……81

第四章 ADHDの日常性とその対応……87

1 幼児期におけるADHDの発症……88
2 幼児期にみられるADHDの症状……93
3 私がADHDと診断した青年たち……94
4 ADHDの治療……115

第五章　大人のＡＤＨＤについて……131

1　大人にまで続くＡＤＨＤ……132
2　大人のＡＤＨＤの治療法……137
3　大人のＡＤＨＤについて……140
4　ＡＤＨＤの人へのアドヴァイス……148
5　配偶者がＡＤＨＤだったら……157
6　ＡＤＨＤの自己診断用チェックリスト……161

第六章　ＡＤＨＤと合併症状（comorbidity）……165

1　ＡＤＨＤと合併症……166
2　ＡＤＨＤと反抗挑戦性障害及び行為障害との合併……169
3　感情障害との関わり……179
4　ＡＤＨＤと双極性障害の薬物療法……185
5　不安障害とＡＤＨＤ……187
6　チックと強迫性障害……190
7　中枢興奮剤とチック……194
8　ＡＤＨＤと強迫性障害（ＯＣＤ）……195

9　ＡＤＨＤと強迫性障害のオーバーラップした薬物療法……197

第七章　ＡＤＨＤと親の問題……199

おわりに……206

参考文献……209

第一章

ＡＤＨＤとは何か

1　はじめに

昨今、注意欠陥／多動性障害、つまりＡＤＨＤという言葉が盛んに日本でも聞かれるようになった。ＰＴＡや教育委員会主催の講演会でもＡＤＨＤは大きな話題となり、私にも質問も多かったものである。

実際よく見ると、どこの小学校でもＡＤＨＤは一人や二人はいるものなのである。彼らはじっと座っていることができず、課題をこなすこともできない。また、自分の順番を待つことができない。数分以上、注意力を焦点づけることもできない。

数世紀前には、研究者たちはこのような行動パターン、つまり多動で、しかも注意力が狭いという子どもたちは脳の障害によるもの、と考えていた。

例えば、脳の感染症が多動を引き起こすとか、あるいは彼らは僅かながらの、つまり微妙で曖昧な神経学的な障害を持っており、それが脳の障害を示すものであると考えられていた。また、あるパーセンテージの子どもは明白な神経学的な障害を示していた、というような報告がなされていたものである。したがって微小脳損傷（ＭＢＤ）と呼ばれていたのであった。

しかしながら、ＡＤＨＤはどこが問題なのかということを、今でも正確に述べることはできない。さらに脳損傷というものは、証明されていないものであってみれば、微小脳損傷ということを診断として使うことは放棄した。その代わりに多動症という言葉が出現し、それは単に症状を示す言葉であった。

さらに進むと、この障害というものは、まず注意力の幅が狭いということが、多動と同じように基本的な症状であると研究者は感じるようになった。それによって、この症候群は注意欠陥／多動性障害、あるいはＡＤＨＤと呼ばれるようになった。

アメリカでは、小学生の三〜五％にこのＡＤＨＤは見られるものである。また性差においては、九：一で男子の方が多い。

かくてこの診断は、今ではきわめて一般的なものとなっている。しかし問題がなくはない。親や教師が子どもを統制できなくなると、簡単にそれをＡＤＨＤと言ってしまう心配があるからである。実際、そういうことも起こっているのである。

ＡＤＨＤの子どもは絶えず動き回り、注意の幅も極度に狭いものである。そして行動も統制されたものではない。もちろん普通の小さい子どもというのは、大体において行動が統制されないことが多く、学童期、そしてさらに上の学年になると次第に統制が取れるようになるのである。このような自然な子どもの行動の乱れがあったとしても、やはりその奥には行動の目標というものがセッティングされているものである。しかしＡＤＨＤの子どもたちの行動の乱れには、その奥には混乱しか残っていないのである。

集中力を持てない、あるいは集中力を支えることができないということは、学力にも大きな影響を与える。ＡＤＨＤの子どもというのは、先生の指示に従うことが困難であり、勉強も最後まで終わらせることができないことが多い。したがって、彼らはいかに本来頭が良くても、それを実践の場で発揮することがきわめて困難なのである。

ＤＳＭ‐Ⅳによれば、ＡＤＨＤには下位分類がある。まず、主に注意を向けることができないタイプ（Predominantly inattentive type）、次いで多動衝動性タイプ（Predominantly hyperactive-implusive type）、三番目には混合タイプと分類されている。

多くのＡＤＨＤは混合タイプであることが多い。この混合タイプは他の二つのタイプに比べると、他の子どもとの協調関係は不十分であり、時に反社会的な行動に関わったりすることが多い。

昨今のＡＤＨＤの研究によれば、ＡＤＨＤは子どもだけにみられるものではなく、思春期、青年期、そして大人にまで持続するものである。思春期では、ＡＤＨＤの子どもは時に反社会的な行動を起こす。アメリカのペルハム（Pelham）ら（一九九二年）

の調査では、思春期にみられる行為障害の八五％は、症状はＡＤＨＤとほとんど一致するといっている。さらに大きくなると行為障害のみならず、反社会性人格障害の症状が現れてくるものである。あるいはまた、薬物依存などもみられる。

ＡＤＨＤの子どもたちは、多動や集中力困難、あるいは衝動性といったようなことで他の子どもとぶつかることが多い。大概は悪意を持って何かをするというのではなく、人の気持ちや全体の状況を読む力に欠けるために、思いがけなく人を傷つけてしまう、ということが多いものである。

さらにその他の症状として、ＡＤＨＤを持つ子どもは書字が苦手であることが注目される。また文章表現が苦手で、ものの記述が正確ではない。

2　ＡＤＨＤの実際

ある十六歳の女の子が外来にやってきた。もちろん母親と一緒にやってきたのであるが、来るなり診察室のフロアに寝転がり、何やらうめきながら母親に要求しているようであった。このように私という医者がいるにもかかわらず、堂々とそのような振る舞いをするのである。つまり、こちらの気持ちを察することにいささか問題がある。

やがて起きあがったかと思うと「先生、これもらっていいだろ」と、勝手にボールペンを持っていこうとする。「いや、それはまずいんだ」と言うと、今度はカルテに絵を描こうとするので、私の仕事も本当に大変なことになってしまった。

この子は十六歳であるにもかかわらず、このようにＡＤＨＤの症状を外来でも示したものである。多くのＡＤＨＤの患者は、医者の前では多少とも自分の行動を抑制することができるものである。

ある中学一年の男の子はチックもみられるのであったが、彼は家ではパンツを下ろして妹をからかったり、あるいはテレビのチャンネルを何回も変えたりと、きわめて落ち着きのない生活であった。学校では、さらにみんなが騒ぎ立てるとそれに便乗し、もっと騒ぎ、大声を出し、笑い声を出し、時には教室から出て、グランドへ行ってしまうこともあった。

さらに同じく中学二年の男の子は、学校で授業中座っていることができなかった。すぐに席を離れ、うろうろするのであった。先生が叱れば、そのまま教室から出ていってしまうのである。一番困るのは、やはり喧嘩が多いということであった。外で何回も血の出るような喧嘩をし、時に人を暴力的に脅し、また女の子の背中を鉛筆で突き刺す、というようなこともあり、ＰＴＡで大きな問題となった。そして私が診ることになった。

しかし私が病院へ入院させると、一ヶ月ほどの間は壁を叩いたり、椅子を壊すようなことがあったり、あるいはまた食事をもらう順番が待てず、一番前に勝手に行き、そして他の患者と喧嘩してしまう、などということがよく見られたのであるが、一ヶ月を過ぎると特に荒れることもなく、実に静かな男の子になっていた。

いつもノートに流行歌のようなものを書いており、それを私に見せていた。知能はやや低く、IQは八十前後であった。したがって勉強はあまりできるものではなく、彼の書いた詩はいささか幼稚であり、また単調であった。

このような子がADHDの典型的な症状をもった人たちである。

セリコウィッツの考えでADHDの行動パターンを説明してみよう。

まずセリコウィッツによると、ADHDに必ず存在する特徴は集中力の不足、課題に飽きやすい、行動の不一致、と挙げられている。症状が存在することのあるものとして、衝動的、多動、社会的な不器用、貪欲さ、無秩序、頑固、手足の不器用、学習困難、短期記憶の問題、低い自尊心、挑戦的な行動、というように挙げている。

集中の困難というのは、すでに述べたように、ある特定の作業を長くすることができないことである。大好きな映画やゲームなどもじっと見ていることができないのが重症のＡＤＨＤである。

次に飽きっぽさをセルコウィッツは挙げている。これも集中力がないといってしまえばそれまでのことであるが、ある特定の作業を最後までやり遂げられない、ということである。また、頼まれたことをすぐに忘れてしまう。授業中でも窓の外を見つめていたり、あるいは別のことをしていたり、他の子どもにちょっかいを出す、というようなことが飽きっぽさとして見られるとされている。

不一致や矛盾として述べていることは、ＡＤＨＤの子どもたちは、時に他の子どもたちと同じように集中して仕事をすることができる。しかしそれは長続きしないということである。

衝動性：これもＡＤＨＤの重要な特徴である。つまりセルコウィッツによれば、ＡＤＨＤの子どもは思いついた瞬間に行動してしまう。彼らはクラスで問題の答えを出し抜けに発言する。そしてへまなことを言ってしまう。彼らは多くの危険を冒してしまう。また順番を待つのが大変にがてである。彼らは車の前に飛び出してしまうような子どもたちである、と述べている。

この衝動性のため、彼らは犯した過ちから学ぶことがない。彼らの問題は自己制御の不足にある。ＡＤＨＤの子どもの問題は、知識の問題ではなく行動の問題であり、バークレー博士はADHDは何をしたらいいかわからないのではなく、知っていてもできないのである、と述べている。

多動性：これもADHDの中心的症状である。彼らは絶えず活動し、まるでモーターが動いているかのようにじっとしていることができないのである。授業が始まっても椅子にじっと座らせておくことが困難であり、また椅子に座っていても、手や足がいつも動いていてじっとしていないものである。

社会的な不器用さ：ADHDの子どもはしばしば社会的な状況を読み取ることが困難である。いや、自分がやったことの結果がわかっていないので、失敗が多いのである。彼らは物事の結果を予測することが困難なようで、場面場面の適切な反応をすることができない。また、彼らはしばしば他人の表情を読むことができず、誰かが彼に対して怒っているとか、混乱しているということに気づかないかもしれない。彼らは健常児と同じような遠慮を身につけていないので、他者の前で年齢相応の適切な行動をとることができない。

ADHDの子どもの異常に、彼らの仲間がまず最初に気づくものである。ADHDの全体を考えない、突出した行動は仲間から違和感をもたれてしまう。そのためにADHDの子どもは孤立してしまうか、自分より幼い子どもと遊ぶ、ないしは年上の子どもと遊ぶということになる。

貪欲さ：ＡＤＨＤの子どもは貪欲で満足することを知らず、口うるさく要求し続ける。遊んでいて、非常に興奮した後、静かにすべき時になっても落ち着くことができない。そして興奮していうことを聞かなくなり、静かにするように指示しても、むしろ反抗したり、挑発的になったりするかもしれない。

秩序の破壊：多くの親はＡＤＨＤの子どもがものをいつもなくすことに気が付く。ＡＤＨＤの子どもは監督なしに物事を順序立てて行うことがとても困難である。監督されない時には、彼らはまごついて混乱する。宿題は学校に忘れられており、ペンは置き間違えられ、持ち物はなくなってしまう。

頑固：彼らは一つの決まったルールを学ぶと、それを適切に変えることが困難である。

不器用：ＡＤＨＤの子どもは概して不器用である。ボール遊びなどは苦手であり、多くの子どもは筋肉の緊張が弱く、走る格好はぎこちない。

学習困難：ＡＤＨＤを持つ全ての子どもには学習困難が目立つ。読むこと書くこと、および算数などの小学校の教科に困難がある。彼らの多くは非常に汚い字を書く。最も彼らが苦手とするのは、読解と作文である。

短期記憶の問題：去年のことはびっくりするほど覚えているのに昨日のことを覚えていない、ということがよく起こる。また、その時覚えたことは十分理解しているのであるが、次の日には思い出すことができない。しかしずいぶん前のことは事細かに覚えている。

乏しい動機付け：ＡＤＨＤの子どもは、現在を我慢して未来の報酬を手に入れることがとても困難である。彼らはテレビを見るか、テレビゲームをするような、その場の満足に気が移っている。この困難はＡＤＨＤを持つ多くの子どもの根本的な問題である。

低い自尊心：ＡＤＨＤの子どもは概して泣き虫で傷つきやすい。つまり自尊心が低いことが多いのである。

睡眠の問題：ＡＤＨＤの子どもの多くは入眠困難がある。夜遅くまで起きているものであり、いったん眠っても非常に落ち着かない。ＡＤＨＤの子どもは他の子どもよりも夜尿が長く持続する。夜驚症や夢遊病、夜尿はＡＤＨＤの子どもに一般的である。

挑戦的な行動：ＡＤＨＤの子どもは合理的な規則やルールに従うことが困難である。目上の人から頼まれても、彼らは断ったり拒絶したりする。罰はしばしば解決の助けとはならない。挑戦的な行動を持つＡＤＨＤの子どもをしつけることは非常に困難である。彼らは年を取ると盗みや放火など，反社会的な行動を起こすこともある。

このようなことがセリコウィッツの記載に挙げられており，きわめて具体的でかつ正確に述べているので，彼の言った内容をそのまま引用したものである。

この自尊心の低さにより，以下のような問題点が生じる。

(1) 物事を何でも投げ出してしまい，止めてしまう傾向がある。

(2) 回避：活動を開始しない。それは，失敗をおそれて活動に参加しなかったり，また失敗した時に平気でいることができないので，活動を始めないことが多い。彼らが成功できるような課題を与え，できるだけ誉めることが必要である。

(3) 誉められても喜ばない：低い自尊心を持つ子どもは，賞賛されるとかえって反対の行動を示す。つまり喜ぶ代わりに怒りやすい。したがって，勇気づけられることを嫌う子どもに教えて勇気づけることはやめるべきである。

(4) 接触防衛：ＡＤＨＤの子どもたちは，触れられたり寄り添われたりするのを嫌がる。両親はこのことによってしばしば傷つく。子どもが自分に愛情を感じていないかと思い込むからである。

(5) 不正：ＡＤＨＤの子どもは，失敗するとそれに対抗して逆に不正を働いてしまう。

失敗を恐れる結果である。正直さは不正よりもよいことであると教えるべきである。

(6)　嘘つき：ＡＤＨＤの子どもたちは、自分が手に入れたいものを得ようとして嘘をつく。ＡＤＨＤの子どもたちは普通の子どもたちよりも、困難から抜け出すために嘘をつく。それは低い自尊心からである。

(7)　おどける：自尊心の低い子どもたちは、自尊心が低いのでその代わりに人の注目を集めようとして、しばしば道化を行う。しかしこの道化は表面的な戦略であり、かえって軽蔑されることになる。

(8)　退行行動：ＡＤＨＤの子どもは失敗をおびえるので、かえって幼稚にふるまって子ども返りに至る。

(9)　学校を嫌がる：学校に行って自分の学力の低下に直面することをおびえる。そのことで人にからかわれることを避けようとするのである。

(10)　宿題からの逃避：これも同様に、宿題に十分対応できないので、宿題を無視するのである。

(11)　テレビ中毒：ＡＤＨＤの子どもはテレビにばかりしがみつくことが多く見られる。勉強に困難があり、また対人関係も困難なので、テレビが一番彼らには楽な喜びとなる。

⑿　攻撃性：これは、自分のやろうとする行動がうまくできないと、逆に怒りを他人に向けるものである。つまり、癇癪が破裂するのである。

⒀　コントロール行動の失敗：他の子どもに命令したり、支配する。それは自分のことをコントロールできず、無力感を感じるからである。

⒁　受動的な攻撃：明白な攻撃はないが、受動的攻撃をする。

⒂　否認：自分のできない行動に出会うと、その問題を「別に」とか「平気」と答えて否認する。

⒃　合理化：自分の失敗を他人のせいにする。それは自分の自尊心を守るためである。

⒄　衝動性：低い自尊心を隠すために、わざと大胆な行動を起こし、誇示する。

セルコウィッツは、さらにADHDは反抗挑戦性障害および行為障害と深く結びついていることを指摘している。

反抗挑戦性障害の中では、まず能動的な反抗として、宿題をすること、家の手伝いをすること、あるいは学校の制服をきちんと着ることに反抗し、従わないという行動がみられるとしている。

また議論好きというところを取り上げて、どんな話し合いでも論争になってしまうという。つまりその論争も常識的な論争ではなく、ADHDの子どもにしか通用しない、独特の議論を持ち出すということである。

癇癪の爆発：非常に幼稚な癇癪がみられ、突然の癇癪を起こす。壁を蹴ったり、ドアを叩きつけるように閉め、叫ぶ。私の患者も家のドアを壊し、壁を壊すということがみられた。

癇癪は突然であり、予測が非常に難しいものである。私の観察である限り、この癇癪はほんの僅かな原因があり、それも本人の言葉を聞かないと、その癇癪の原因がわからないという印象を持っている。

故意に他人を悩まし、怒らせる：反抗挑戦性障害を持つADHDの子どもは他人を邪魔する傾向がある。しばしば自分の兄弟を殴らずにいることができない。確かにADHDの兄弟を診たことがあるが、家では喧嘩ばかりであり、そのうるささはとても耐えられないものを持っている。これはADHDの反抗性障害を持つ子どもたちの特徴である。

短気：ちょっとしたことですぐに爆発してしまうということである。他人のせいにすること、ADHDに反抗的行動を同時に持っている子どもたちは、どんな失敗もすぐに親や担任、または友人など誰かのせいにしてしまう。

憤慨：反抗挑戦性障害を持つＡＤＨＤの子どもは、しばしばどのような権威的人物に対しても強く憤慨をする。これは医者の前に来ても、家に居るのと同じように憤慨や怒りを示すことを意味している。

意地悪と仕返し：ＡＤＨＤに反抗挑戦性障害が加わった子どもたちは、何の理由もなく他人を傷つけようとする。最も被害を受けるのは兄弟であるが、自分より幼い子に対して意地悪なことをしたり、残酷なことをすることもある。

また、このような反抗的なＡＤＨＤの子どもは幼い頃から罵り言葉を覚える。同年齢の子どもが適切な状況ではないと知っているわいせつな言葉を使ったり、悪口をふんだんに使うことがある。

行為障害は反抗挑戦性障害よりも重症であり、セルコウィッツによればＡＤＨＤの子どもの約五％に行為障害がみられるとしている。

起こす問題は社会的な問題であり、法律を犯す結果になることもある。早い子どもは七、八歳で早くも行為障害になる。しかしほとんどの場合は十代で行為障害になる。行為障害のほとんどは男性である。

まず、彼らの行為障害でみられるのは、盗み、家出、嘘の繰り返し、放火、学校をさぼる、建物の侵入、所有物の破壊、動物への虐待、強制的性行動、武器の使用（これは日本でいえばナイフなどということになる）、喧嘩の口火を切る、他人への身体的暴力（これは喧嘩となり、相手を暴力的に圧倒することである）などである。

このようにADHDの子どもたちがやがて反抗挑戦性障害、そしてまた、さらに年齢が高くなって行為障害を合併していくことはきわめて憂慮すべきことである。そこに至らないためにも、ADHDを早期に治療することが重要なことだと考えられる。

3　ADHDとその歴史

ADHDというのは注意欠陥／多動性障害と呼ばれているものである。注意欠陥／多動性障害、つまりADHDは学童期の子どもたちに一番よくみられるものであるが、さらに大人にもみられるものである。この障害によって、子どもは学習に障害を持ったり、また、仲間との関係がうまくいかず孤立したり、あるいはまた孤立するが故に衝動的な喧嘩などが多くみられるものである。最近、日本でも強い注目を浴びている精神障害であり、学童期を迎えた子どもの両親にとっても大変に注目されている精神障害である。

症状としては、多動、集中力の欠如、衝動的行動ということになるが、そのレベルはさまざまである。

例えば、Ａ君は中学二年生であるが、学校で乱暴者として恐れられていた。不登校はないが、むしろクラスの中で、彼の周りの子どもたちを不登校にしてしまうものであった。体が大きいので、周りの子どもたちに大変な脅威を与えていたものである。子どもたちは実際、暴力的にいじめられていた。彼は授業中、勝手に歩き回り、先生が注意をしても反抗的であり、教室を出て、一人グランドにフラフラすることもあった。先生にとっても指導は大変なものであった。実際、この子の担任の先生はうつ病になってしまったほどである。

家に帰っても家庭内暴力が激しく、特に母親への暴力はひどいものであった。そのために近所の人たちもこのうるささに耐えきれず、再三苦情を言おうとするのであるが、この家には父親がおらず、つまり父親は外国へブラッと行ったまま帰らなかった。また、祖父も攻撃性の激しい人であったので、苦情を言おうものなら、かえってやり返されてしまうという有様であった。

私が診た時には、その場ではそれほど多動や、あるいは衝動性の強い雰囲気を感じないものであったが、子どもたち同士の喧嘩は絶えずみられ、彼は多くの子どもたちに傷害を与えていた。いつもボリボリといろんなスナック菓子類を食べていて、大変な肥満になっていた。勉強はほとんどせず、学力は低い方である。

ただ、私が会った時に気づいたのは、彼がじっとしていないということであった。ひょっと立ってみたり、手で何かを触ってみたり、またいろんな仕草がみられ、その辺での落ち着きのなさは顕著であった。このように手足をしょっちゅう動かす、何らかの仕草をして落ち着かない、というのもADHDの特徴であった。

結局、ADHDの診断というのは全体的な情報、そして本人と会った時の行動観察から判断しなければならないものである。この場合、childhood borderline、一八才以下なので、子どものボーダーラインという診断も考えなければいけない。しかしボーダーラインの人たちは、概して人の前では落ち着いているものであり、集中は可能である。そしてまた、家庭内暴力があったとしても、特に多動ということはみられるものではない。

また、ADHDの症状の中に、物忘れが多いこと、自分が何かをやろうと思っていても、途中でやろうとしたことを忘れてしまい、別のことをやってしまう。つまりは注意の集中がなく、いつも逸らされることが多いということが挙げられる。さらに順番を待つことができず、ついつい自分が先頭になってしまう。つまり待てないことが特徴である。

かくて集中力の低下、多動性、衝動性が全てみられ、彼はＡＤＨＤと診断された。ボーダーラインには集中力があり、また注意が逸らされて、集中力を失うということもない。したがってボーダーラインの可能性は低い。しかし一般にはボーダーラインと診断されている中に、かなりＡＤＨＤが含まれていることは事実である。

ともあれこのような症状が見られるものであり、このケースの場合、病院で診ることになり、入院することになった。リタリンという中枢興奮剤を使うのが普通であるが、それを使いつつ、メジャートランキライザー、つまり抗精神病薬を使い、鎮静化していった。かくて半年の入院で退院することができた。

また別の例では、これも中学生であるが、ちょっとしたことでカッとなり、家庭内暴力が非常にひどいものであり、割れるものは全て壊されるという状況であった。友達ともすぐに喧嘩となり、彼の攻撃性が激しいために、相手も多勢となって、一対多勢の喧嘩が頻繁にみられ、怪我も絶えないものであった。授業中は集中力がなく、授業を抜けて勝手にコンビニに入っていくようなことが多くみられた。また、彼は他の生徒をいじめることが多く、その彼の席の周辺の生徒たちが学校に来なくなったことも、先ほどの症例と同じようにみられたものであった。

彼の場合、低体重で生まれた。つまり二二〇〇ｇで生まれたということが、このＡ

ＤＨＤに関わっていると予想された。この場合には、全く遺伝はないものであった。前の症例の場合には、いささか家族的な遺伝が疑われるものであった。今述べたＡＤＨＤの子供の父親は普通の会社員であり、母親は学校の教師であった。

かくて彼も精神科の病院に入院することになった。入院して一週間で、早くも壁が打ち破られてしまった。また他の患者とも喧嘩がみられ、これがこのまま続くのだろうかと、主治医に不安を抱かせるものであった。

しかし一ヶ月も経つと、薬の効果が出てきたのか静かになり、「ここの方が家にいるよりも静かで落ち着くよ」などと言ったりするようになった。しかし彼がこれからどこへ行ったらよいのか、全く見当のつかないことになっていた。家に帰しても、もう彼の評判はその町全体に行き渡っていることであり、とても帰れない状況であった。もちろん、家に帰って、また家庭内暴力が起こってはしょうがないものであった。兄弟妹たちも彼が帰ってくることを望まなかった。したがって彼はずっと病院にいるしかない状況になってしまっていた。

しかし、一年も経つ頃、ある自立支援組織が山梨県のある山で精神障害者の集まりを作り、しかも彼らは自分たちで家を建て、そして農作業や牧畜の仕事をしていた。その組織の中に彼も入り、家を借り、祖母と一緒に住むことになった。その後、薬を飲みつつも、ＡＤＨＤの症状は軽くなり、今では非常に元気で明るい子になっている。

やはりＡＤＨＤの子どもは、重症であればあるほど、学校という組織の中に閉じこめるということは、ある意味で残酷なことであり、彼らの落ち着きのなさ、衝動性、注意力の散漫さを考えるならば、治療がうまくいくまで、一時期学校から離してあげた方がよい人もいるものと思われた。もちろん全てのＡＤＨＤが必ずしもそうではない。

4　ＡＤＨＤの診断基準

①ＤＳＭ－Ⅳによる診断基準

Ａ．⑴か⑵のどちらか：

⑴以下の不注意の症状のうち六つ（またはそれ以上）が少なくとも六ヶ月以上続いたことがあり、その程度は不適応的で、発達水準に相応しないもの：

不注意

(a)　学業、仕事、またはその他の活動において、しばしば綿密に注意することが出来ない、または不注意な過ちをおかす。

(b) 課題または遊びの活動で注意するのを持続することがしばしば困難である。
(c) 直接話しかけられた時にしばしば聞いていないように見える。
(d) しばしば、指示に従えず、学業、用事、または職場での義務をやり遂げることができない（反抗的な行動または指示を理解できないためではなく）。
(e) 課題や活動を順序立てることがしばしば困難である。
(f) （学業や宿題のような）精神的努力の持続を要する課題に従事することをしばしば避ける、嫌う、またはいやいや行う。
(g) （例えばおもちゃ、学校の宿題、鉛筆、本、道具など）課題や活動に必要なものをしばしばなくす。
(h) しばしば、外からの刺激によって容易に注意をそらされる。
(i) しばしば、毎日の活動を忘れてしまう。

(2) 以下の多動性——衝動性の症状のうち六つ（またはそれ以上）が少なくとも六ヶ月以上持続したことがあり、その程度は不適応的で、発達水準に相応しない：

多動性

(a) しばしば、手足をそわそわと動かし、または椅子の上でもじもじする。

(b) しばしば、教室や、その他、座っていることを要求される状況で席を離れる。
(c) しばしば、不適切な状況で、余計に走り回ったり高い所へ登ったりする（青年または成人では落ち着かない感じの自覚にのみに限られるかも知れない）。
(d) しばしば、静かに遊んだり余暇活動につくことができない。
(e) しばしば、「じっとしていない」またはまるで「エンジンで動かされているように」行動する。
(f) しばしば、しゃべりすぎる。

衝動性

(g) しばしば、質問が終わる前に出し抜けに答えてしまう。
(h) しばしば、順番を待つことが困難である。
(i) しばしば、他人を妨害し、邪魔をする（例えば、会話やゲームに干渉する）。

B. 多動性――衝動性または不注意の症状のいくつかが七才未満に存在し、障害を引き起こしている。

C. これらの症状による障害が二つ以上の状況において（例えば、学校【または仕事】と家庭）が存在する。

D. 社会的、学業的または職業的機能において、臨床的に著しい障害が存在するという明確な証拠が存在しなければならない。

E. その症状は広汎性発達障害、精神分裂病、またはその他の精神病性障害の経過中にのみ起こるものではなく、他の精神疾患（例えば、気分障害、不安障害、解離性障害、または人格障害）ではうまく説明されない。

②ＩＣＤ－10　多動性障害の診断基準

不注意

不注意を示す以下のような症状が六つ以上あり、それが六ヶ月以上持続し、小児の発達レベルにそぐわない不適応が認められる。

1. 細かいことに集中できず、学業や仕事、その他の活動において不注意による誤りが目立つ。
2. 課題や遊びにおいて、注意を持続することができない。
3. 話しかけられても聞いていないように見えることが多い。
4. 反発しているとか、理解できないということではないにもかかわらず、指示に従うことができず、宿題や用事（大人では職場で与えられた仕事）をやり遂げられない。
5. 課題や活動を順序立てて行うことができない。
6. 家事など、根気のいる仕事を避ける。
7. 特定の課題や活動に必要なもの（教材、鉛筆、本、おもちゃ、道具など）をよくなくす。
8. 他からの刺激で簡単に注意がそれる。
9. 日常の活動において、さまざまなことを忘れる。

多動性

多動性を示す以下のような症状が三つ以上あり、それが六ヶ月以上持続し、小児の発達レベルにそぐわない不適応が認められる。

1. 手足を落ち着きなく動かしたり、椅子に座っているときにももじもじする。
2. 教室内で席を離れたり、座っていなければならないような状況で席を立つ。
3. おとなしくしていなければならないところで走り回ったり、高いところに登ろうとする（青年や成人の場合は、落ち着きがないように感じられるだけでもあてはまる）。

4. 遊んでいるときに必要以上に騒ぐ、あるいは静かに余暇活動につくことができない。

5. どこでも激しく動き回り、社会的な状況や要請によっても実質的に変わらない。

衝動性

衝動性を示す以下のような症状が一つ以上あり、それが六ヶ月以上持続し、小児の発達レベルにそぐわない不適応が認められる。

1. 質問が終わる前に、出し抜けに答えてしまう。
2. 行列に並んだり、集団行動やゲームで順番を待つことができない。
3. 人の邪魔をしたり、介入したりする傾向がある（人の話やゲームに割り込む等）。
4. 社会的な状況と関係なく、やたらにおしゃべりをしてしまう。

＊ＤＳＭ‐ⅣとＩＣＤ‐10の違いについて
ＤＳＭ‐Ⅳはいうまでもなくアメリカ精神医学会の作成したものであり、ＤＳＭ‐Ⅳと名づけられている。他方、ＩＣＤ‐10は世界保健機構（ＷＨＯ）が作成し、主にイギリスなどでよく使われている。
違いとして重要なのは、まずＤＳＭ‐Ⅳでは「おしゃべりが目立つ」という項目が多動性に分類されているのに対して、ＩＣＤ‐10では「社会的な状況と関係なく、やたらにおしゃべりをしてしまう」というより厳密な記述があり、衝動性の方に分類されている。

二番目として、ＤＳＭ‐Ⅳの多動性及び衝動性の項目で、それは診断のためには「多動性――衝動性の項目のうち、六つないしそれ以上が少なくとも六ヶ月以上持続したことがあり、その程度は不適応的で発達水準に相応しない」となっている。これだと多動性は六項目あり、衝動性は三項目あげられているのであるが、多動性に六項目あるので、多動性が六つ全部みられるとなると、三つの項目のうち衝動性が全くなくてもＡＤＨＤと診断されることになる。それはいささか論理的な診断形式とはいえない。衝動性という項目は昨今きわめて重要なものであり、ＡＤＨＤの中心的な症状は衝動性の抑制欠如である、と指摘されているくらいである。したがってこのようなＤＳＭ

-Ⅳの診断基準は少々問題があるといわざるを得ない。

また、ICD-10の方はDSM-Ⅳに比べて重い症状を持つ子どもがより診断されることになる。しかしながら一般的に使われている診断基準はDSM-Ⅳが多いものである。特にアメリカ圏の重要な研究はDSM-Ⅳに基づいていろいろなデータや結果を出しているので、どのような診断基準を用いてADHDとするのかは十分に注意しなければならず、その基の研究がDSM-ⅣならばDSM-Ⅳに従った患者として論ずるべきである。

5　成人のADHD

成人のADHDのは以下の五つの症状のうち、二つ以上があてはまることが必要である。

◆小児期にADHD症状があったことが確認されていることが前提

1．持続する運動性の多動（くつろいでいられない。座ったままで読書をしたりテレビを見たりし続けることができない。じっとしていると不安感が募ってくるなど)。
2. 明らかな注意欠陥(会話、読み物、仕事などに集中することができない)。注意散漫と健忘(ものをなくしたり、置き場所を間違えたりすることに表れる)。

さらに、次の項目のうち二つ以上の該当が要件

1. 感情の不安定(退屈および不満から興奮までの間で気分が揺れ動く状態が数時間から数日間にわたって続く)。
2. 物事の完遂不能(職場や家庭で要領よく事を進められない、問題解決や時間配分が苦手、一つの物事に一度に集中できないなど)。
3. 気質の問題(イライラしている、簡単に怒る、感情を爆発させる)。
4. 衝動性(よく考えないで決めるため、乱暴な仕事ぶりや人間関係、あるいは反社会的な行動や向こうみずの快楽追求行動に終わる)。
5. ストレスや耐性の低さ(典型的な日常事態を取り扱わなくてはならないことでうつ、不安、混乱、怒りなどを生じる)。

6　ＡＤＨＤの原因

注意欠陥／多動性障害は男性の方がより多くみられる。一九〇〇年の初頭にはＡＤＨＤは多くは脳炎の後に起こるものとされ、非常に多動であったため、したがって多動症候群と呼ばれていたものである。また一九〇〇年には、さまざまな障害を持っているグループ、つまり協調運動がうまくできない、学習ができない、情緒的に不安定である、しかし特定の神経学的障害がないというグループを微小脳損傷と呼んだ。このようなグループは遺伝に基づいた症状であり、覚醒水準が異常であり、感情の調整に問題があるとされた。

ＡＤＨＤの原因としては、非常に複合的なものと考えられており、脳の機能の問題、そしてまた、環境上の要素もＡＤＨＤを引き起こすものとしてみなされている。

アメリカでは、ＡＤＨＤは学童期には三〜七％みられるとされ、先ほど述べたように男性の方が三：一で多い。あるいは五：一とも言われている。この障害は第一子の男児に多いものであり、その兄弟は後にＡＤＨＤになる危険率は高いとされている。

ＡＤＨＤの子どもの親というのも多動的であり、あるいは社会病質的な性格を持ち、アルコール性の障害も持っていることがある。また会話の障害もみられているという。ＡＤＨＤの発症年齢は大体三才と言われているものの、学校に行く頃になってようやく診断できるようになるのが一般的である。

すでに述べたように、ＡＤＨＤの原因というのは未だ充分に知られていない。ＡＤＨＤの子どもの多くは、中枢神経系に大きな構造上の障害を持っているという証拠はない。ただ、頭部外傷で神経学的な障害を持っている子供たちはＡＤＨＤの症状を示さない。

ここで少なくとも可能性として考えられているＡＤＨＤの原因としては、出産前の中毒症状、あるいは早期出産、出産前の胎児の脳の障害などである。また食べ物の問題として、食物の添加剤、あるいは着色剤、保存剤などと並び糖類がＡＤＨＤを引き起こす可能性があると言われている。また環境ホルモンなどもある程度関係しているのではないかといわれている。

脳内ホルモンの可能性も言われており、動物実験によれば、主にノルアドレナリンのニューロンから成っている青斑核がＡＤＨＤに大きな役割を果たしていると言われている。微小神経系におけるノルアドレナリンがＡＤＨＤに深く関与しているとも言われている。ドーパミン系の障害も指摘されている。今のところ、神経伝達物質、つまり脳内ホルモンのどれが一番関与しているかということの確定はできないが、何らかの脳内ホルモンが関与していることは充分に考えられることである。

ＡＤＨＤの原因追及の中でみつかったことは、脳波異常がかなり高い率でみられるということである。ＡＤＨＤの子どもには、脳の前頭部における活動の未熟が特徴的に見られる。つまり、未熟性を示す遅い θ 波が多くみられる。さらに脳波において、事象関連電位が正しく形成されていない。つまりＰ３００が形成されておらず、注意の集中メカニズムがうまく働いていないことを示している。このことから脳波は、上記の問題、特に前頭葉の障害を指摘している。

ただしＣＴではっきりしたデータは提示されていない。ＰＥＴの結果では、血流量の低下、代謝率が前頭葉で少なくなっている。

ＡＤＨＤは思春期に入ると、症状は比較的落ち着くものである。また思春期後期ないし大人になれば、症状はもっと低下する。ただしごく一部の人たちは、ＡＤＨＤの症状を全て持って大人の時期に入ってしまうこともみられる。

マサチューセッツ総合病院のビーダーマンらの研究によると、ＡＤＨＤの原因として現在注目されていることは遺伝的な事実である。

ビーダーマンらは一九九〇年に七五人の子どもの親子及び兄弟四五七人について調

べた。親子兄弟、つまり第一度親族（兄弟・親など）の二五％がＡＤＨＤであることが明らかになった。また、一卵性双生児におけるＡＤＨＤの一致率は八〇～九〇％であり、二卵性双生児の一致率は三二％であった。このようにＡＤＨＤの遺伝性は明白であることになる。特に男性からの遺伝が多いと言われている。

ＡＤＨＤと関係がある精神障害はトゥーレット症候群、行為障害、反抗挑戦性障害などが共通の遺伝子異常による可能性が高い。

7　脳の異常はあるのか

ジョージア大学のハインドたちは、ＡＤＨＤの人たちは尾状核の右側が左側よりも大きく、全体が普通の子どもより小さくなっていることがわかった。脳の構造的異常は特に男の子に多くみられる。これらは尾状核の左側が未成熟なためにＡＤＨＤの症状を作っているとも考えられている。また前頭葉の右側がやや小さくなっているという報告もある。以前より、大脳の前頭葉が問題であるという意見は盛んに言われていたものであった。

脳波でも、ＡＤＨＤの子どもはやや未成熟であることが見出されている。また脳の血流量の研究でも、尾状核や前頭葉で血流の減少が認められている。
ＡＤＨＤの原因：今までの研究を総合すると、ＡＤＨＤとはモノアミンの調節と前頭葉――線状体の神経回路に問題のある、家族遺伝的障害であると現段階では考えられている。

第二章

ＡＤＨＤの歴史を細かく知る

R. A. Barkley の「ＡＤＨＤ」という本に従って歴史をみてみることにする。この本は一九九八年に書かれたものであり、いわばＡＤＨＤのバイブルとされている本である。

1　一九〇〇年〜一九五〇年の時代、つまり脳損傷の子どもとされていた時代

ＡＤＨＤないし多動気味の子どもを初めて研究したのは、ドイツの医者であり詩人であるハイリッヒ・ホフマン（Heinrich Hoffman）であり、一九六五年に彼は詩の中にそれを書いている。しかし科学的に研究し、発表したのはイギリスのジョージ・スティル（George Still）とアルフレッド・トレッドゴールド（Alfred Tredgold）が最初にＡＤＨＤ類似の多動の少年を記したと言ってよいだろう。

彼らの記載した少年はほとんどＡＤＨＤであると現在では言われるであろう。スティルは一九〇二年に四三人の子どもを自分のクリニックで観察し、彼らの行動は攻撃的で反抗的で規則に抵抗し、極端に情緒的であったり、あるいは情熱的であったりしたという。また、少しも抑制的な意志を持てず、無法のような行動であり、意

地悪であり、残酷であり、そして不誠実である、と述べている。情動が興奮することが最も一般的にみられる性質であり、そしてまた問題となることが多いものである。また、さらに罰に対する無感覚がみられ、罰が暴力的なものでも無視をしているという。

スティルは、これらの子どもたちは注意力を維持することができないという深刻な問題を抱えているという。そのことはウィリアム・ジェームス（William James）が指摘したことと同じであると述べている。スティルは、このような子どもたちは道徳的なコントロールに欠陥があり、しかもそれは多くの場合、慢性的であると述べている。

スティルの述べたことは、子どもがルールや限界を内面化することができないということであり、そのためせわしなく、また注意力が散漫になり、高い覚醒水準を持った行動になってしまうというのである。このような症状は、一九八〇年当時では脳の障害によるものであると考えられていたが、スティルは発達のある段階で、子どもは神経学的な外傷を持っていると考えたのである。

スティルの患者の多くは、小さな先天的な異常や外見上の異常、あるいは頭の大きさが異常に大きかったり、というような異常を示す子どもであった。また、アルコール依存症や犯罪者、あるいは感情障害、たとえばうつ病や自殺などがこのような子どもの家族にはよく見られたと言われている。

子どもは時に脳の障害を持ち、てんかんを持つこともあった。またチックなど、ＡＤＨＤにはその他多くの合併症がみられたと記している。チックやトゥーレット症候群の七〇％の子どもはＡＤＨＤと結びついていると、バークレイ（Barkley）は一九八八年に述べているが、スティルが述べている線上にあるものである。

スティルはさらに、このような障害の少年たちの生物学的な素因というものを論じている。それは恐らくは遺伝的なものと考えていたからであろう。他方で、妊娠中および出産後の外傷などが原因であると考えている。また、このような少年たちに特別な教育的環境が強く望まれることも強調されている。

このスティルの考え方というものは、現在ではＡＤＨＤとして診断されるのみならず、反抗挑戦性障害（ＯＤＤ）や行為障害、そしてまた学習障害とも診断的には似ているものを含んでいると思われる。

2　北アメリカでのＡＤＨＤの研究

ＡＤＨＤの前駆状態への興味というものは、北アメリカではしばしば脳炎の疫学調査、つまり一九一七年から一九一八年の発症に辿っているものである。多くの臨床家は脳炎の後遺症として、行動上あるいは認知上の問題が起こったと考えている。

当時ＡＤＨＤという名称は用いられていたわけではない。しかし、脳炎後の少年たちの性格特徴は今のＡＤＨＤに合流できるものである。このような子どもたちは注意力、行動の制御、衝動性、認知的な問題、そして記憶力に問題を持っていた。脳炎後の少年たちはこれらの問題が原因で社会的問題になると考えられていた。

反抗挑戦的な行動や非行、行為障害もこのような脳炎後のケースの中にも見られていた。このような少年たちは、アメリカでは家の外の教育施設を利用することが呼びかけられた。そのことによって、一般に悲観的な経過を考える人がいるにもかかわらず、ある施設では、単純な行動修正プログラムとスーパービジョンを増やすことによって、顕著な改善がみられたというふうに報告している。

脳の障害と行動の病理のつながりがみられたということが、他の脳の障害の可能性の追求に向かわせたのである。出産時外傷、あるいは他の感染性の脳炎、あるいは鉛の毒性、てんかん、頭部外傷といったようなものが調べられ、数多くの認知的・行動的障害がそれらと結びついており、その障害の中にはＡＤＨＤの三つの症状、つまり集中困難、多動、衝動性の症状が含まれていた。

最もこのような少年たちは、知能的にも遅れ、また行動上の問題もより深刻であり、それはＡＤＨＤと今日呼ばれている子どもたちよりも重症であった。

この頃、注意すべき事が見つかった。それは、多動の子どもと前頭葉に障害のある類人猿との行動がよく似ている、ということである。

サルの前頭葉を除去した場合の研究は、一八七六年頃から行われているが、この障害は、過度の落ち着きのなさ、興味を持続することが乏しいこと、目的のない歩き方、過度な食欲などが見出されていた。

このような、前頭葉の結びつきとＡＤＨＤ類似の障害は、次第に微小脳損傷（ＭＢＤ）という概念に導かれていった。これは、一九五〇年代から一九六〇年代にかけてである。

しかし問題は、いかに微小脳損傷（ＭＢＤ）を原因と考えても、多動の子どもたちには、何らその脳障害をしめす跡を見つけることができなかったということである。

3　薬物の開発

他方で多動児の治療として、薬物療法が登場してきた。それは一九三七年から一九四一年の頃である。

研究者は、アンフェタミンが乱れた行動を少なくし、学校の勉強を改善することを見出した。そのため一九七〇年代では、脳の興奮剤がＡＤＨＤの特性の治療のために有効であることが明らかとなったのである。その薬については、今もこの中枢興奮剤が主たる治療剤となっている。

この頃の生理学的な研究では、さまざまなことが行われているが、今もって確かなことはない。ただ、皮質と皮質下のバランスの喪失が想定されたことは注目すべきである。そのため、皮質下という脳の深部は外界からの感覚刺激を選別する働きが落ちるので、皮質の方に過剰な刺激がいってしまうのである。

このようなことから、多動というものは脳障害症候群であり、たとえ脳の障害が証明されていなくてもそう呼んでもよいではないか、ということになった。

この障害の治療というものは、刺激を少なくし、特別な施設に入れることによって治療効果が得られていた。

一九五〇年後半から一九六〇年にかけて、脳障害症候群ということに対して疑問が投げかけられた。つまり、何ら一定した脳障害を彼らから見出すことができなかったからである。つまり脳障害症候群という考えでは余りにも曖昧であり、また概念が広すぎ、あるいは記述的価値もないと考えられるようになり、また神経学的な証拠も見つけることができなかった。このために、ＭＢＤないし脳障害症候群といった言葉は次第にその意味を失っていったのである。

ＭＢＤという言葉に代わって、もっと特異的な診断名を使うようになった。それは同じ障害のグループを構成するものでなければならなかった。そのために、言語障害、学習障害、あるいは多動症というような名前が登場し、個々にそれを当てはめるようになった。これらの診断名は、現実に見える症状からつけたものであり、仮定された原因からつける診断名ではなかった。

一九六〇年から一九六九年にかけて、ＭＢＤという用語の使用に不満を持つ人が多くなった。同時に多動児症候群という概念が注目されるようになってきた。チェス（Chess）は八八一人の子どもから三六人の子どもに生理学的な多動症の特徴を取り出した。男女比は四：一であった。六歳前に彼らは調査を受けた。

彼が調べた症状としては、教育上の障害が一般的であり、学力が低く、反抗挑戦性障害の行動が見られた。また、友だちが少なく、衝動的で攻撃的であった。と同時に、注意力が貧困であった。チェスは精神発達遅滞と多動を結びつけた。つまりこの障害は脳損傷と結びついていると考えた。そしてそれは思春期までに消失すると考えた。

ＤＳＭ‐Ⅱ（一九六八年に作られた）には、子どもの多動反応と（hyper-kintic reaction）記されているが、それはチェスの考えに導かれている。この障害は発達的にはさして問題はない。ただ、多動性（over activity）、落ち着きのなさ（restlessness）、気が逸らされやすい（distractivility）、注意力の狭さなどが取り上げられている。この場合も思春期までに行動上の問題は治まると記されている。

一九七〇年から一九七九年にかけての期間では、注意力障害という語法が台頭してくる。この時代には、ＡＤＨＤ関係の本は大量に出版されている。それは、ある意味で学問的な中心になっていた。

一九七〇年までに多動児症候群の特徴は広がり、幅広いものになった。多動児症候群の概念は広がり、その症状の中には衝動性、短い注意力、フラストレーション耐性の低さ、気の逸れやすさ、攻撃性が含まれるようになった。

他方、ＭＢＤの概念を含んだものも展開していた。例えば運動の不器用さ、認知的な障害、親─子葛藤、これらが重要な症状であるが、多動は診断には不必要であると彼らは考えていた。

MBDという診断は、次第に臨床的にも研究上でも使われなくなった。例えば、多動というのは必ずしも脳障害に起こるものではない。そして脳障害の子どもは一定のパターンの行動障害を示すわけではない。また多動児は稀にしか神経学的な障害を示さなかった。このようなことからMBDという使用概念は十分に洗練された診断にはならない、とみなされるようになった。

この時期、ウェンダー（**Wender**）のMBDの理論が紹介され、ウェンダーのMBDの理論とダグラス（**Douglas**）の注意力と衝動コントロールのモデルが出された。つまり一時期、二つの異なるモデルが展開されていたのである。

ダグラスはMBDに見られる症状として、①運動②注意─知覚認知障害③学習障害④衝動のコントロール⑤対人関係⑥情緒をあげた。

運動の障害というのは、多動と協調運動が悪いということである。睡眠障害は多動と関連していると考えられた。注意力と集中力の低下は注意の障害の中では中心的であった。学習障害は主に読むことができない、書くことができない、理解力が不足しているとされ、さらに算数も問題となった。衝動のコントロールの問題では、フラストレーション耐性が低いということを取り上げ、対人関係では、社会的に要求されていることに子どもが反応しない、ということを取り上げた。外向的で過度に独立心を発揮しているが、これらは対人関係の問題になると考えられている。最後に情緒的な問題に関しては、ウェンダーは気分の変動、怒りの強さ、攻撃性、癇癪、不機嫌を取り上げている。

ウェンダーの理論というのは、六つの領域の問題を取り上げているが、三つに集約される。まず第一に喜びや痛みという感覚が低下している。二番目には活動のレベルが制御されていない、三番目には外向的である、というものである。

ウェンダーはイギリスのスティルと同じように、抑制力の障害が主たる問題だとした。彼の考えでは、活動力の問題と注意力の問題の両方はこの抑制障害が原因であると説明される。このようにウェンダー自身もＭＢＤの考えに沿っているが、最終的には注意力の問題に近づいている。

4　注意力の障害の出現

一九七二年になり、ダグラスはカナダ心理学会で講演を行っている。そこで彼女は、多動児の主要な問題は、注意力の維持ができず、衝動のコントロールができない、ということだということを強調した。

McGill 大学の研究チームは、多動の子どもは課題に対して注意力を維持するという点に問題があると指摘した。例えば心理学的なテストである連続施行テスト（CPT）、これはパソコンの画像に連続的にいくつかの図形、数字、アルファベットなどを提示し、例えばアルファベットならばTとSの文字が同時に見られたら、その場合に○とする回答をし、その他は×とする、というような心理学的テストである。そのテストの結果が悪いということは、注意を維持する能力に問題があると考えられた。このCPTによる実験結果は二〇年間再三確かめられた。このテストは最終的には標準化され、診断のために商業的に作られることになった。

McGill 大学の研究チームは、注意欠陥を持つ子どもに脳を刺激する薬物の投与という治療法で画期的な成果を示した。

次いでダグラスらの研究によると、これらの多動児たちは思春期までに大体消えていくが、しかし彼らの貧困な注意維持能力や衝動性は続く、という重要な発見をなした。

5　ダグラスの注意欠陥モデル

ダグラスは後に多動のモデルを巧妙に作り、そして洗練させ、モデルを実質化した。彼女のモデルによれば、四つの主な欠陥がＡＤＨＤの症状を説明できる、ということになっている。

①注意やその努力を集中させ、それを組織化し、維持する。
②衝動的な反応を抑制する。
③その状況が要求する脳の覚醒水準の調整。
④直接的な強化を見つけようとする異様に強い傾向。

この観点は次の一五年間に渡る研究の内容を明らかにし、そして導いたものである。しかしその後の一〇年間のうちに、この観点と矛盾するものが現れた。

科学者はＡＤＨＤの子どもにみられる行動上の障害を説明した。注意モデルが十分かどうかを研究し、さらにまた中枢神経を刺激する薬の効果についても詳細に研究した。

ダグラスのその後の研究は非常に影響力を及ぼし、それによって一九八〇年のDSM-Ⅲに、この障害は注意欠陥障害（ADD）という名でみられるようになった。したがって多動の診断よりも、注意を維持することや衝動のコントロールの欠陥がより重要にみなされた。このように注意力の欠陥が多動よりも主たる障害であるとみなされたことはきわめて有益であり、当時はそのことによって、多動は多動児に対して特異的なものではない、むしろ他の精神疾患、例えば不安障害、躁病、自閉症、といったものによくみられるものであるとされた。そうなると、正常な多動と異常な多動との区別ができなくなった。

かくて多動というのは、実際多次元的なものであり、子どもにとって多動はその状況によって現れるものである。このように今まで中心的概念であった多動から、注意力の欠陥へと移っていったのである。

6　多動児の薬物療法の登場

多動児に中枢神経を興奮させる薬は急速に使われ出した。この薬を使ったことで明らかに効果が見られ、時には劇的だったといってよい。

また、この薬物に対する研究は大変な量になった。初期はキース・コナーズ（Keith Conners）がハーバードで行った研究であり、次にはイリノイ大学のロバート・スプラーグ（Robert Sprague）、マックギル大学のバージニア・ダグラス（Birginia Douglas）といったような人々が盛力的に研究を行なっていった。

ところで、多動児に対する別の観点も出された。多動性というのは、教師や親が耐えられなかったり、不十分な教育から起こった神話である、というものである。

他方で環境要因を重視する結果も報告された。つまり食べ物の中に加えるアレルギー的、または毒性の反応といったもの、例えば染料あるいは腐食保護剤などといったものが多動行動を起こす、という報告が見られたのである。したがって、家族がこうした有害物質を含まない食べ物を与えれば多動は生じない、ということになる。

しかし、このような有害物質から多動になるということは、綿密な研究によってかなり否定されるようになっていった。むしろ、これもまたあまり支持されているとはいえないが、砂糖が多動になりやすい、という発表がなされたりもした。

また、環境要因を盛んに取り上げるグループもいた。現代の科学技術の展開や急速な文化的変容というものが、つまり社会自体が興奮や刺激を多産し、この刺激や興奮が子どもの素質と結びついて多動になる、というものである。したがって先進国ほど多動児が多くみられる、ということを説明しているものでもあった。

ロス（Ross）らは一九八二年にこのような文化的な刺激が多動児を生むという考えに反論したが、それもきわめて優れた観点から反論を行なった。つまり、多動児の発生は社会的な発展と十分な関数関係を持っていないということである。

文化が一貫しているものであれば、多動児の多動性に対して寛容になるものであり、多動は目立たなくなる。しかし一貫しない文化では、それと反対に、多動児は一層多動というふうにオーバーにみなされることになる。この研究は、まだ十分になされていないのではっきり結論づけることはできない。

また、多動児というのは育児の環境によって起こるのではないか、と考えるグループもいた。精神分析家や行動主義者はこの考えを支持した。

精神分析家は、否定的で多動的な気質をもつ子どもに対して不寛容かつ、過度に批判的で要求がましい対応をしてしまうので一層子どもは多動になると、考えた。

行動主義者は、子どもに指導や指示を与えることで刺激をコントロールしようとする人々に対して、条件付けが不十分なために反抗的で多動な行動になる、と批判した。

実際、母と子の否定的な関係は、学童期前では多動を持続させる影響力を持っている、という研究もなされた。この考えでは、問題のある子どもの育児や否定的な親子の関係が多動を起こすということにはならなかった。つまり、相関関係があるというだけでは因果関係がはっきりしないということであり、したがってそれが原因であるという証明にはならないと考えられた。ただ、多動がその後もずっと続くことには関係があると思われた。

多動の子どもたちに中枢興奮剤を与えると多動は治まってくるが、そうなると母親の否定的な態度や指示の多さというものが非常に低下した、という報告がある。つまり、子どもの多動を是正すれば母親は否定的にはならない、ということである。

しかしこのことはまた、親がＡＤＨＤであるために子どもがＡＤＨＤになりやすくなる、という考えを生ずることにもなる。つまり否定的で衝動的で、かつ情動的であまり注意深くない行動様式を持っている母親は、母親自身のＡＤＨＤの遺伝によって子供のＡＤＨＤを説明できるのではないか、ということである。

母親の養育態度というものは、多動児の予測という意味では重要であるが、それが多動を引き起こすというメカニズムについては、研究はまだ不十分である。しかしながら親が多動児の子どもにどう接すべきかという、行動療法的なトレーニングは重要な治療法であることは確かである。

このようなことから、行動療法的なアプローチが多動児に適用されるようになったが、それは薬よりも高い効果を持つというほどではなかった。しかし、中枢を刺激する薬は、唯一の治療薬として使うには問題があり、むしろ行動療法的なもの、あるいは母親のトレーニングというものが伴わなければならないと一般的に考えられている。

一九七〇年前後に、多動児およびMBDの定期的な追跡調査が行われた。そこで発見されたのは、大人になってもそのような障害が継続するということであった。以前は、多動児は思春期までに治ると言われていたものであるが、あきらかに大人になっても見られるということが明白になったのである。

モリソン（Morrison）とミンコフ（Minkoff）は一九七五年に、大人の癇癪で突発的にコントロールを失う障害は、多動児症候群に引き続いて起こっている大人の障害であると述べた。さらに薬物としては、抗うつ剤がきわめて有効であると述べている。その他の学者も、大人の多動性の障害あるいはMBDの治療には、抗うつ剤と中枢興奮剤が有益であると述べている。

一九九〇年にいたってスペンサー（Spencer）は、子どものADHDと同じ大人のADHDを明白に認めるようになり、そして中枢興奮剤とともに抗うつ剤を用いるべきであると指摘している。この点については、ベンダー（Wender）も同意見である。

ポンティウスは（Pontius）一九七三年に、大人のＭＢＤ、つまり多動障害的な行動を示す大人の例を挙げて、それは大脳生理学的には、前頭葉─尾状核の異常から起こると述べた。この前頭葉─尾状核の障害があると、活動のプランを作ること、活動の目標を描くこと、そしてそれをしばらく心にとどめて計画を行動に移す、ということに障害が生じることになる。

7　一九七九年までに広がっていた見方

一九七九年になると、多動性は必ずしも多動児の一番重要な症状であるとは見なされなくなってきた。むしろ、注意の幅が狭いということと衝動のコントロールがまずいということの両方が、同じほど重要なものだと見なされるようになった。

また、脳損傷はこの多動の障害に極端にわずかな役割しか果たさないと見なされた。しかしながら脳のメカニズムとして、低い喚起水準や、脳の低い反応性、脳の神経伝達物質の障害、神経学的未成熟が原因として想定されるようになった。

また多動の治療としても、単に中枢興奮剤だけではなく、広く特別な教育的プログラムや教室での行動の改善、食品の管理、親の子供への対応のトレーニングというものが非常に重要なものとして取り上げられた。

また既に述べたように、大人の多動性において前頭葉—尾状核の異常が有力なものと示され、治療としても中枢興奮剤と抗うつ剤が効果のあるものとして取り上げられた。

一九八〇年のDSM-Ⅲの発刊は大きな問題を引き起こした。多動児はADD（**Attention-Deficit Disorder**：注意障害）とされ、あまりにも注意欠陥と衝動性を重視し、多動が軽くみられているのである。また多動がある場合にはADD＋H、ない場合にはADD－Hと記している。十分な実証的データがないまま、このような診断が作られたのである。

またADD－Hは白昼夢や低い活動性、無感動、学習障害を特徴とし、あまり攻撃的でなく、仲間からも排除されることはない、とされている。

DSM-Ⅲ-Rは一九八七年に出版されたが、そこではADD＋Hの診断基準のみが提示され、ADD－Hは無視された。一九八九年にテェイラー（**Taylor**）は統計的アプローチから、多動は妥当であり、多動と注意欠陥が多動の子どもの一番のハンディキャップになると考えた。そして六才以下から生じ、少なくとも六ヶ月続くと結論した。一九八八年には国際的シンポジウムが開かれ、ADHD診断の統一見解をみた。

そこで見出された診断に到る判断基準は、活動面で少なくとも四つの問題のうち三つがあり、四つの注意障害のうち少なくとも三つが必要とされた。また七才前の発症、二年以上の持続を必要とした。

かくて多動、注意障害、症状の持続の長さが明確にされた。DSM-Ⅲでは、ADDという病名からADHDになった（一九八七）。ここで注意障害、衝動性、多動の三つのリストがあげられた。このリストは実証的研究から裏付けられていた。

また研究面でも進歩があり、ADHDと他の精神疾患の比較では、状況的多動では区別されないが、純粋の注意や広汎な多動では信頼性をもって区別された。そしてその症状は神経学的認知の未熟と関係していた。次いで家族的研究では、ADHDは行動障害らと区別された。遺伝研究では、ADHDの子どもはADHDの家族で生じやすかった。行動障害は、行動障害や反社会性人格障害、物質乱用、うつ病、夫婦仲の混乱と結びついていた。

かくてADHDは気質や神経学的認知の遅れといった生物学的障害から生ずると考えられれば、行動障害は養育環境の劣悪さ、親の精神医学的混乱と結びついていた。

またADHDの病因の研究は進み、脳の前頭前野（prefrontal）の血流量が少ないことが明らかとなっている。前頭前野は線状体を通じて大脳辺縁系と深い関係を持っていることもＡＤＨＤに関係すると考えられた。また、前頭前野の大脳の活動低下を説明するのに、ドーパミン、ノルアドレナリンの障害の証拠が見つかっている。

第三章

ＡＤＨＤの現在

1　治療の進歩

最初に現れたのは認知行動療法的アプローチである。ロシアのヴィゴツキーらの神経心理学的な研究に基づいて、アメリカの研究者たちは認知行動療法を考えた。これらはＡＤＨＤの子どもたちが自分で自分のしゃべり方を指導し、方向づけ、そして自分の問題を自分で指導できるようにするものである。また自分の行動を指導し、行動を妥当なものにしようとするものである。

今までの進歩は、特殊な親のトレーニング方式が作られたということである。親はいつもＡＤＨＤの子どもと家にいるだけに、親にトレーニングの方法を教えるということはきわめて見込みのあるものであった。

次に、ＡＤＨＤの子どもの学校の教室でのマネージメントと結びついた治療方法が発表された。これらはたとえ薬よりは効果がやや薄いといえども、子どもがＡＤＨＤの軽症であったり、あるいはＡＤＨＤの子どもたちが薬がだんだん使われなくなるにつれて、その学級でのＡＤＨＤへの対応の仕方、治療の仕方というものが大きな意味をもったと考えられる。

第四番目には、ＡＤＨＤの子どもたちに対して、社会技能訓練つまりＳＳＴを適用することであった。

五番目としては薬物療法の進歩である。三環系抗うつ剤は中枢刺激剤が使えない子どもたちには有力であった。特にＡＤＨＤとともに不安やうつ病を持っている児童には有益であった。

2　一九九〇年から一九九八年の発展

一九九〇年代に入って、ＡＤＨＤは脳の画像影像の研究が非常に進んだ。そして前頭葉の機能低下がＡＤＨＤと結びついている、というふうに大部分の研究結果は絞られていた。

アラン・ガメトキン（Alan Gametkin）は一九九〇年に画期的な研究を発表した。それはＰＥＴという最新の画像影像法を使って、ＡＤＨＤの子どもたちの脳の様子を調べたのである。このＰＥＴは非常に感度が高いので、その結果が注目された。彼らの研究によると、顕著に前頭葉と線状核で代謝活動が低下していることが見つけられた。

ＰＥＴとともにＭＲＩというスキャンを使って、脳の構造を調べた研究も見られた。ハインド（Hynd）と彼らの協力者は、この方法を用いてＡＤＨＤの子どもの脳を調べた。すると特に右側の方で皮質の前の部分が異常に小さくなっていたということがわかった。ハインドはさらに続けて、ＡＤＨＤの子どもに左の尾状核が小さくなっているということを報告した。また、ギード（Giedd）は一九九四年に脳梁の部分の前の方が小さくなっていることを見出している。最も最近の研究では、ＭＲＩを使ってＡＤＨＤの子どもの脳において、前頭前野の右が顕著に小さくなっており、また線状体も小さくなっていることがわかっている。

これらを総合してみると、前頭前野と線状体のネットワークが子どもではきわめて小さくなっていることが示唆されている。

一九九〇年には遺伝研究も盛んに行われたが、特にビーダーマン（Biederman）らの研究が有名である。彼らはＡＤＨＤを持っている子どもの家族を調べた。その家族では一〇〜三五％の人たちがＡＤＨＤを持っているということがわかった。ＡＤＨＤの兄弟ともなると三二％にも達したのである。このようにＡＤＨＤの遺伝的な側面も明らかになったのである。

またさらに、双生児研究においてもギルガー（Gilger）らの研究では、一九九二年にもし一卵性双生児の一人がＡＤＨＤと診断されれば、もう一人の双生児との一致率は八一％であることがわかった。二卵性双生児では二九％の一致率であった。

　その他、ＡＤＨＤの子どものＤＮＡレベルの分析も行われており、それはまだ十分に結果の一致はみられていないが注目される研究といえよう。

3　大人のＡＤＨＤ

　一九九〇年に入って、初めて多大なエネルギーを費やして大人のＡＤＨＤの研究がなされたものである。ＡＤＨＤが思春期まで持続する率は七〇％であり、大人にまで持続するというのは六六％と報告されている。その持続性はきわめて高いものであり、大人のＡＤＨＤも無視できるものでないことは当然である。

　またこの時期、ＡＤＨＤの治療薬としての中枢興奮剤の効果、および抗うつ剤の効果について精力的に研究されたものであった。このような薬の効果は、一九七〇年および一九八〇年にポール・ウェンダー（Paul Wender）らが研究したものであったが、今やその薬物は大人のＡＤＨＤにも効果があることが明白になったのである。

　一九九〇年になってＡＤＨＤの診断はより明白なものとして提出された。それは一九九四年のＤＳＭ‐Ⅳの発刊である。このＤＳＭ‐Ⅳは広範囲な追跡調査や研究を元にして作られた診断基準である。

またこの時期、行動療法および心理教育的介入と薬物との比較がなされたが、明らかに薬物はそのような行動療法的なアプローチよりも高い効果を示したものであった。これと同じようにＡＤＨＤの原因としても、神経学的あるいは遺伝学的な要素は、社会的あるいは環境的要素よりも大きく影響されていることが明らかになった。

またこの頃、ＡＤＨＤと合併する病気、つまり合併症および comorbidity の問題が大きな話題になったものである。また心理社会的な介入プログラムというものは、あまりよい結果は生み出されていないことは明らかになっているが、そうだとしても薬物療法とこの心理社会的ないし教育的治療プログラムとのコンビネーションは、ＡＤＨＤを治療していく上では当然望まれる標準的な治療法である。

かくて一九九〇年にはＡＤＨＤの概念は明白となり、研究のレベルもきわめて高度なものとなった。

4　ADHDの大脳生理学

ＭＲＩ（核磁気共鳴診断装置）の教えるところによれば、アメリカのハインドたちの研究では、ＡＤＨＤの人は尾状核、これは神経束が集まった脳内組織で随意運動の開始と持続に関わっているものであるが、この尾状核の右側が左側より大きく、全体が普通の子どもよりも小さくなっているということがわかっている。また尾状核は随意運動を司る領域の一つで、いくつかの神経束を形作り、その一つは線状体と呼ばれており、行動の抑制や注意の持続において重要な役割を果たしている。線状体は情緒のコントロール、動機づけ、記憶などのさまざまな機能を司どっており、大脳辺縁系と神経学的に重要な結びつきを持っている。

ＡＤＨＤでは、特に男児にみられるのだが、これらの研究結果は尾状核の左側がＡＤＨＤの症状の発生に関与している可能性を示している。このことと呼応するように、同じようにＡＤＨＤの前頭前野の右側は普通の人よりも小さくなっている。また右脳と左脳をつなぐ脳梁という部分が、ＡＤＨＤの子どもは普通の子どもよりも小さくなっていることがわかっている。脳梁はいろんな情報の統合に必要な部分であり、ＡＤ

HDの子どもたちのその部分が小さくなっているということは、何らかの情報処理に問題があることを考えさせるものである。

5　頭部外傷

交通事故や脳炎、分娩外傷による損傷がＡＤＨＤを起こすケースもみられる。出産時の低酸素障害では、ＡＤＨＤの発症に関係していると考えられている脳領域が特に損傷を受けやすい。デンマークの研究者ロクは線状体が脳血流循環網の分岐点に位置していることから、出産時にどんな理由であれ血流量が減った場合、特に障害を受ける危険性が高いと指摘している。このような血流の減少が起こると、局所的な低酸素障害が起こり、強力な神経毒であるグルタミン酸が放出されて、不可逆の障害が細胞にもたらされるという。

このような情報はアリソン・マンデンとジョン・アーセラスのＡＤＨＤの本のなかに記されているものである。

6　リタリンの治療

リタリンはアメリカできわめて多く使われているＡＤＨＤの薬である。リタリンの効果は、リタリンによって脳の興奮が起こされ、それによってＡＤＨＤの人たちが自分が混乱を起こし、自分で自分の脳を刺激する必要はない、という arousal 理論が仮説として出されたものである。つまりリタリンは脳の arousal を高めることによって、患者自身が arousal を高める必要がなくなる。そのためにリタリンは効果があるというのである。

しかし、リタリンの効果がない場合にはハロペリドール（セレネース）などを使う。リタリンの効用はドーパミンやノルアドレナリンを増加させると言われているが、ハロペリドールはドーパミンを低下させる薬なのである。それが同じようにＡＤＨＤに効くということになれば、先ほどの arousal 理論というものも怪しくなってくる。

今のところ、我々はリタリンがどう働くのか、どう効果を及ぼすのかのメカニズムについて十分に知っているわけではない。しかしその効果はきわめて顕著であり、アメリカでは八〇％に効果があると言われている。しかし日本では、私のデータではそんなに高い有効率を示すものではない。リタリンは逆に四分の一、つまり二五％ぐらいの人に効くものであり、そのためハロペリドールを加えることによってより効果をあげているというのが実際である。

リタリンの処方の仕方というのは、まず少ない量から始め徐々に増やしていき、副作用が出ない段階で最も効果がある量を見つけることが基本と考えられる。日本では、リタリンの一日の量は二〇㎎ないし三〇㎎といったところが普通であるが、ヨーロッパやアメリカでは、一日六〇㎎という量に達するのである。

リタリンの効果は胃から吸収されるので、飲んで一時間から二時間以内に脳内の濃度が最大になり、四、五時間後には作用がなくなるといわれている。したがってリタリンはこの作用時間を考慮しながら服用することが大切である。

アメリカでは朝、リタリンの有効量を投与するだけで他に薬は与えないようである。日本では朝二錠、昼一錠といったように分割して投与することが多くみられるものである。アメリカ流に朝一回で投与をやめられることは、子どもにとって一番望ましいことと考えられる。しかし長い時間、脳の中のリタリンの一定量を望むということで、朝と昼に飲むことが多いであろう。その場合、昼に飲む時にどう本人が自分で飲めるようになるか、あるいは一人で飲めない場合には教師が参加しなければならないという、いささかやっかいな問題が起こることになる。

リタリンは、通常の量では決して嗜癖や依存症になることはない。しかし中学生ぐらいになって、子どももその薬の意味、つまり覚醒剤であることがわかると、それをたくさん集めて友だちに与えたり、あるいは自分自身がＡＤＨＤの治療というよりも覚醒剤代わりに使ったり、あるいはまた、女性が痩せるためにリタリンを使うことがあるので注意しなければならない。

リタリンの副作用は、まず不眠がみられることがある。もし不眠が続くならば、できるだけ朝早い時間に薬を飲むことが必要になってくるであろう。

また食欲不振もあげられる。リタリンは食欲を抑えてしまうものであり、実際その目的のために使われることもある。しかしＡＤＨＤの子どもがリタリンによって食欲がなくなるというのは困ったものであり、時には薬を飲む前に食事を取り、そして食後にリタリンを飲む、という形で食欲が減少するのを防ぐ方法をとるものである。

その他、あり得る副作用としてはチック症状、怒りっぽくなる、うつ症状、腹痛や頭痛、吐き気、めまい、口渇、便秘などがみられることもある。

ＡＤＨＤの子どもないし大人は、何年ほどリタリンを飲むことを持続すべきであろうか。ＡＤＨＤの子どもの場合には、ある程度飲んでみて、それは数年に及ぶこともあるが、時に一週間から二週間中断してみて、子どもの適応状況をみるのも必要であろう。この時に子どもの適応があまり低下しないということになれば、リタリンを飲むことを中止することも可能になる。リタリンを中断することによって、リタリンをなお飲まなければいけないかどうか考えるのであるが、その場合、できるだけ休みの日などに試すことが好ましいのであろう。

ＡＤＨＤの人たちのなかにはなかなか症状が取れないため、大人になってもリタリンを飲まなければいけない人が時々みられるものである。その他、三環系抗うつ剤の時にイミプラミン、抗精神病薬のハロペリドールないしクロールプロマジンなども投与されるものである。

中枢興奮剤、つまりリタリンの作用というものは、特に効果があるのは注意力が高まるということ、学習能力が増加すること、記憶力が改善されることである。しかし行動上の改善というのは、いささか正常になるとはいかないようである。また、友だちの問題や学力全体の問題は、今なお子どもたちに残された課題であると言ってよいであろう。

薬物療法も重要であるが、行動療法も大きな治療の役割を果たしている。特に母親の行動上のトレーニング、あるいは学級内での行動の改善を目指す治療はＡＤＨＤには有効であることが認められている。しかしながら、中枢興奮剤に比べれば、その行動の変容というものはいささか物足りないものがある。中枢興奮剤を使いながら行動療法を用いて、その両者をうまく結合させて治療するということは、ＡＤＨＤには欠かせないものと現在は考えられている。

7　脳内ホルモンについて

現在の大脳の脳内ホルモンに関していうならば、ＡＤＨＤにおいてはドーパミンとノルアドレナリンが主に研究されている。ドーパミンとノルアドレナリンは多様な行動、つまり注意力、抑制力、運動的活動性、あるいは動機づけといったものに影響を与えるものである。セロトニンの障害というものも、注意力の障害に役割を果たしていると言われている。

カミング（Comings）らは一九九一年に次のように述べている。「ドーパミンの受容体のD_2はさまざまな精神障害と関わっており、分裂病、トゥーレット症候群、そしてＡＤＨＤなどが関係している」と述べている。

またリッチオ（Riccio）は一九九三年に次のように述べている。「注意のコントロールが是正されるのは、二つの神経科学的なシステムである。ドーパミンは行動上のコントロール、特に左半球に集まっている行動のコントロールと関係しており、ノルアドレナリンは脳の覚醒水準、つまり arousal や知覚のオリエンテーション、知覚をある一定方向に集中させる、というようなことが右半球に集中している」と述べている。つまり左半球はドーパミンが主に働き、それによって行動のコントロールをする。そして他方、ノルアドレナリンは右半球にあって、arousal や知覚の焦点づけに関わるということである。そしてまた、ドーパミンとノルアドレナリンは、その両者が一緒に働いて注意のコントロール、抑制、行動の計画といったものと関わっている。

　セロトニンもＡＤＨＤと関係しているが、それはドーパミンやノルアドレナリンに比べたら、その働きは少ない。

　ドーパミンは特に前頭葉の抑制機能に強い働きを持っているといわれている。ドーパミンのバランスの欠如というものは、前頭前野の機能に大きく影響しているものである。セロトニンやノルアドレナリンは、前頭前野において直接的であれ、間接的であれ、ドーパミンに影響を与えるといわれている。このように考えると、各脳内ホルモンはそれぞれに影響を与えており、一つに障害があれば、それが他の脳内ホルモンに影響を与えていることがわかる。

セロトニンはノルアドレナリンのニューロンに対して抑制的な働きをし、ノルアドレナリンはセロトニンを活性化するのである。ノルアドレナリンは脳の中全体に、小脳、大脳辺縁系、大脳皮質と広く拡がっているものである。ノルアドレナリンは、注意力やあるいは環境への感受性に関して役割を果たしているように思える。また新しい刺激や挑戦的な刺激がある場合には、青斑核の arousal レベルが増加するものである。

このように考えると、先ほど述べたようにさまざまな脳内ホルモンが働き、そしてそれは、未だ十分に各機能を統合して考えることはできない段階にあるといえる。

8　ＡＤＨＤの下位分類

ＤＳＭ－Ⅳは ＡＤＨＤの下位分類を、ＡＤＨＤ不注意優勢型、ＡＤＨＤ多動性―衝動性優勢型、ＡＤＨＤ混合型というふうにしている。

一番小さくしてＡＤＨＤの診断が可能になるのは多動性―衝動性優勢型である。それは三、四才、他のＡＤＨＤの下位分類よりも早く検出されるものである。

ＡＤＨＤ不注意優勢型というのは、発症の年齢は遅くなるが、恐らくそれは反抗的であったり、挑戦的であったり、攻撃的な行動があまり目立たないからだろうと考えられる。

ＡＤＨＤの下位分類相互はそれなりに類似点が多いものではある。しかしＡＤＨＤ不注意優勢型は動きが鈍く、それと同時に不安が強く、白昼見などをよく見て、眠りがちな状態だといわれている。つまり言ってしまえば、活動が低下している状態なのである。

ＡＤＨＤそのものは、まだ十分に同質性を持っているものではなく、さまざまな異質なものが混入していると考えられる。しかしながらＡＤＨＤと一番併発する、ないし comorbidity としての病気は反抗挑戦性障害と行為障害である。これらの子どもたちは怒ったり、反抗したり、規則を破ったり、攻撃的であったり、反社会的であったりするものである。

ＡＤＨＤと併発する反抗挑戦性障害の割合は、平均で三五％である。もし反抗挑戦性障害と行為障害を一緒にするとするならば、comorbidity の割合は五〇～六〇％という高さである。学童期の反抗挑戦性障害や行為障害を持っている子どもは、ほとんどＡＤＨＤの診断基準に一致するものである。他方、行為障害の思春期の子どもにＡＤＨＤがみられないということも、これもまた一般的な現象である。

遺伝的な研究では、ADHDと行為障害は病因論的には別なものであることがわかっている。ADHDと気分障害、つまりうつ病や双極性障害との comorbidity あるいは併発は一五～七五%まで広がっている。ADHDと気分障害の comorbidity の中身は、多くは気分変調性障害、あるいは大うつ病である。平均的な comorbidity は二五～三〇%とすべきであろう。また、不安障害との comorbidity は二五%だと報告されている。

昨今問題になっているのは、ADHDと双極性障害の関係である。ADHDに双極性障害が伴っている場合には、双極性障害の診断基準に九〇%以上当てはまるものである。それと同時にADHDの診断基準にも当てはまるのである。

あるADHDの子どもの調査では、一六%が双極性障害の基準に達していた。しかしながらADHDと双極性障害の関係をよく見ると、必ずしもADHDと双極性障害は共にあるというものではなく、むしろADHDに双極性障害が加わることは頻繁にみられることではないことは事実である。

学習障害を考えると、一般の学習障害とADHDの comorbidity は一五～三〇%であった。学習障害との関係についていうならば、ADHDと最も強く結びついている学習障害は読書障害であり、それは算数障害よりも多くみられるものである。

ＡＤＨＤとチック症とのオーバーラップは幅広く知られていることである。そしてトゥーレット症候群もそれに不随して多くみられるものである。子どもないし思春期のＡＤＨＤがトゥーレット症候群を持っている率は三〇～五〇％と言われており、きわめて高いものである。

精神発達遅滞の子どもたちは、時に注意障害や多動、あるいは衝動性を示すものである。また大人のＡＤＨＤでは、アルコールや物質乱用がよくみられるcomorbidityである。はっきり診断できないにしても、大人のＡＤＨＤでは怒りの爆発、あるいは気分変動や他人との葛藤が頻繁にみられる。

ＡＤＨＤの経過を調べると、学童期の子どもはたとえ治療が十分になされていても、その症状は長く持続することがわかる。特に注意障害の症状は、多動性－衝動性優性型のＡＤＨＤよりも長く続くものである。

ＡＤＨＤの経過で一番問題となるのは、反社会性人格障害に至ることや、あるいは薬物濫用の問題に向かってしまうことが一番恐れられている。反社会性人格障害とＡＤＨＤの関係については、バークレイ（Barkley）のデータでは、一五～二〇％のＡＤＨＤが大人になって反社会性人格障害に至ると報告している。日本ではどの程度なのか十分にわかってはいない。私が調べた限り、アメリカの性的サディズムによる連続殺人事件を犯した一六人の青少年のうち、約六〇%は中学校までに注意欠陥/多動性障害、つまりADHDであったということがわかっている。

第四章

ＡＤＨＤの日常性とその対応

1　幼児期におけるＡＤＨＤの発症状

まず、赤ちゃんの時には多動性だけが非常に早くから目に付くものである。しかし初めから手が掛かるとか、育てにくいということは必ずしもみられるものではない。普通の赤ちゃんよりも、ＡＤＨＤの赤ちゃんははるかに活発であるが、専門家でなければわかるものではない。専門家がわかるのは、大体三歳児頃である。そして保育園ないし幼稚園に行った時に、母親は先生から「多動性や情緒障害が目立つので、専門家に診てもらいたい」と言われるものである。

そのほとんどの子どもは癇癪が多く、すぐ泣く子が多い。またいったん泣き出すとなかなか止まない。また寝付きが悪いとか、偏食が激しいという子もみられる。

赤ちゃんの頃には、母親はこの手の掛かる赤ちゃんを、自分のしつけが悪いと思いがちである。いくらあやしても泣きやまなかったり、なかなか静かに笑うことがないのである。そのため、自分のしつけ方がどこか間違っていると思ってしまうのである。また、このような育てにくい子どもに虐待めいた叱り方をすることも多い。その叱り方自体に、母親はまた罪悪感を抱くのである。母親は他人や友人からいろんな助言をもらうが、ＡＤＨＤということを知らないでなされる助言は、母親をますます罪悪感の中に追い込む。

母親はＡＤＨＤの子どもを叱りすぎることが多いものである。それは客観的にも、普通の子どもに対してよりもよく叱っているものである。しかしＡＤＨＤの子どもに対して腹が立ったとしても、ある意味でそれはやむを得ない感情である。ＡＤＨＤという診断をできるだけ早くしてあげると共に、母親の罪悪感を軽減させることがカウンセリングとして最も重要なポイントである。つまりはＡＤＨＤの子どもが育てにくいのは母親のせいではない。母親の育て方のせいではないのである。

ＡＤＨＤの子どもに対応するには、子どもの一日の生活の計画をきちんと作る必要がある。また、余計な刺激を与えない工夫が必要である。子どもは親子で十分に遊んでいるならば、大抵は落ち着いているものである。やや多動気味かもしれないが、しかしそれは耐えられないレベルではない。例えば数時間もずっと多動であるわけはないからであり、ほんの僅か数分であることが多い。子どもを落ち着かせるには、その子ども特有の方法があるに違いない。それを見つけることの方が嘆くよりも先に必要なことである。

ＡＤＨＤの場合には、日本のように核家族であれば、当然母親だけでなく父親も育児参加が必要である。明らかに母親だけでは不十分なことが多い。父親の参加は母親の負担を軽くするだけでなく、罪悪感も軽くする。このような協力する育児が、家庭ではぜひ必要なことなのである。また、その頃には当然医師の助言が必要なものであり、定期的な受診は必要なことであろう。

ＡＤＨＤは、基本的には遺伝子と脳の生理学的原因が主であるが、家庭環境の影響もきわめて強い。家庭が騒がしく、秩序がない家ほどＡＤＨＤの症状は進んでしまう。ＡＤＨＤには、親はいつも一貫した態度と温かさと落ち着きが必要である。ＡＤＨＤの子どもを持っている親は、あまりの疲労でうつ病的な母親が多いものである。したがって再度言うことになるが、父親の援助が不可欠なのである。

ＡＤＨＤの子どもたちは、歩き出すとまもなく家中駆けずり回り、いろんな物を壊すので、母親はその子のためにいつも注意を払っていなければならず、その疲労感は大変なものなのである。子どもが散らかした物を片づけるだけで、普通はへとへとになることが多いものである。子どもはまたいろんな物を投げる。雑貨類や手にする物を大体投げ尽くしてしまうことが多い。もちろんこのケースはやや重症のＡＤＨＤといってよいものである。

ＡＤＨＤという診断がつくまでは、ＡＤＨＤの子どもたちは母親にとって謎である。

母親は自分のしつけが悪いのではないか、と思ってしまうことが多いのであるが、いや子どもの方がおかしいのだ、という悩みを持って過ごしていることが多いのである。したがってできるだけ早く小児科や精神科に子どもを連れて行き、その生活の事情を細かく話をし、診断をしてもらい、また治療も早くしてもらうことが望ましいものである。

また幼児期に問題がなくても、学童期に入って、学校でじっと座っていなければならなかったり、あるいは宿題などをやらなければいけない頃になって、初めてそれをやりこなすことができない子どもにびっくりしてしまうことが多いものである。

またＡＤＨＤの子どもで知能の高い子どもはかなり学年が進むまで学力を維持することがある。低学年では学力の問題や多動の問題、あるいは注意力の欠陥に気づかずに小学校高学年、中学校へと進んで行くこともある。

ある中学三年生の男の子は、きわめて難しい難関中学に簡単に入学していた。しかし中学二年、三年になっていくにつれ、自然に学力が低下し、それと共に多動性が目立ち、かつまた集中力の低下、衝動性が顕著になり、家庭内暴力が起こり始め、そして不登校も時々起こるようになっていったのであった。

この場合、このＡＤＨＤの子どもは非常に頭が良く、中学一年までは僅かな時間の勉強で学力を維持することができた。いや、維持するどころか普通の人よりもかなりレベルの高いところにいたものであった。もちろん小学校では、その地区では抜群のトップであった。しかし受験校で有名な中学校に入ると共に、その注意力では十分に学力が維持できなくなっていったと思われる。

彼は小学校までは学年で一番というようなきわめて高い学力を誇っていただけに、中学に入ってどんどん順位が下がっていくことは自分の自尊心は大いに傷つき、学校へ行くことも嫌になってしまったのであった。

また母親への依存はきわめて強く、未成熟な部分も多分にあったと見られる。さらにいろんな刺激があれば、それについつい気が奪われ、集中力がないということは明白に見られた。このように集中力の低下、多動性、衝動性が顕著にみられ、ＡＤＨＤと診断されたのである。

能力が高ければ、小さい時は、つまり小学校、中学校の時は、ある程度授業を聞きさえすれば学力を維持することができるという、優秀なＡＤＨＤの子もいるのである。

2　幼児期にみられるＡＤＨＤの症状

ＡＤＨＤの集中力がない、衝動的、多動であるというのは当然みられるものであるが、実際には気分が不安定で機嫌が変わりやすい、癇癪を起こしやすい、よく泣く、頑固である、あやしてもなかなか元に戻らない、自分をコントロールする力が弱い、挫けやすい、といったようなこともよくみられるものである。また、好奇心が旺盛な子もよくみられ、デパートで迷子になったり、大事な物を壊したりすることも割にみられることである。

親子関係が不安定なことも多い。ＡＤＨＤの子どもはわざと親に逆らっているように見えることが多い。しかし、実際は自分の行動をコントロールする力がほとんどないのである。ＡＤＨＤの子どもたちはきちんとした行動ができないわけではなく、またやる気がないわけでもない。みんなできるし、やる気もある。ただ、実際にするのが他の子どもたちより難しく、特別な手助けが必要なだけなのである。

ある子どもは、お客さんが来ているにも関わらず、パンツを下ろしてお尻を露出したまま遊び周り、ゲラゲラ笑っている。いくら注意しても治そうとはしない。見てい

ると、みんなが笑ったり、楽しんでいるように見えるからやっている、というような
ものである。しかし、空騒ぎをせずにはいられないという側面もみられるようである。

3　私がＡＤＨＤと診断した青年たち

彼らが受診した前の病院では、全くＡＤＨＤとは言われていないことが半分以上みられたものである。小児科医、あるいは精神科医のところを回ってきているのであるが、専門医師自身が診断できないことが日本ではまだ多く見られるので、ＡＤＨＤをちゃんと知っているかどうかをまず確かめて、母親は受診すべきである。

そしてまた、ＡＤＨＤの子どもをたとえ診察室に連れて行ったとしても、その時ばかりは静かにしていることが多いものである。もちろん最初から診察室で大荒れを示す子も多い。むしろこういう場合は診断しやすいということになる。その代わり、彼らの騒音に悩まされたり、いろんなものを掴んで投げたりする破壊行動のため、母親と医師が落ち着いて、十分に話ができないものである。やはりその子の相手をする心理療法士などの援助も必要となろう。夫婦で来られるならば一層楽なことになる。

ＡＤＨＤは家や学校でその行動を示すことが多く、特別なところならば一時的に静

かにしていられる子もいる。その場合には、医師はその子を観察してADHDとするわけにはいかないことになる。母親の話、父親の話、あるいは学校の先生の話、幼稚園や保育園の先生の話などを十分に参考にしなければ診断できないことになる。

家での生活では、自分なりのルールで生活しているので比較的落ち着いていることが多い。しかし学校こそ、特に小学校でこそ、その落ち着きのなさや注意欠陥、衝動性などが発揮されていることが多く、そうなると小学校の先生がどう言っているのか、どう観察しているのか、どういう意見を持っているのかを知らなければADHDの診断はできない。したがってこのような学校の先生方、あるいは幼稚園や保育園の先生方の意見を親はメモをして、それを医師に報告すべきである。いや、しなければ診断を見逃してしまうことにもなる。

また、医師といえども経験不足の若い医者であれ、あるいは年とった熟練の医者であれ、ADHDを診るチャンスがあまりない人には、ADHDの診断の信頼性はきわめて低いことになる。特に日本ではその偏りがひどいので、保健所などに十分相談して、病院や医師を決めることが必要になってくる。

ADHDの人たちの行動の乱れは、彼らは暗黙のうちにその状況を把握し、その状況に妥当な行動がとれないことにある。したがって親や周辺の大人たちが「これはしてはいけない」「これはいいよ」というように、言葉で明確に表現しなければ彼らは理解できないものである。ただし、一回きりの言葉でＡＤＨＤがわかるわけではない。何回も教えて、ルールを身につけることが重要なのである。

彼らが生きる上でのルールを学ぶためには、もしＡＤＨＤの子どもがルールを守らなかったら、その結果どうなるだろうかを少し考えさせるということである。例えば、ルールなしに走り回っていれば、誰も遊ぶ人がいなくなってしまうであろう、友だちがいなくなるであろう、親や他の大人たちに批判的な眼差しで見られ、そして叱られることもあるだろう、というような、無秩序な行動があればどうなるかということを教えた上で、「そのようなことになればあなたはとても孤独であり、また批判されて寂しいことになるね。だったらそれをやらない方がいいということはよくわかるよね」というような形で、もしそれをやったら結果はこうなる、という予測を想像させて、ルールを守るようにさせた方がよいものである。

また、誉めたり叱ったりする場合でも、親の一貫性、あるいは学校の先生の一貫性が必要である。それは当然なことではあるが、一貫して子どもに、この場合は叱る、この場合は誉める、といったことをやり遂げるということは、かなり大変なことではあるが、ＡＤＨＤの子どもにはぜひ必要なことなのである。

最近、小学校などでは少子化で教室が余っていることが多い。そしてＡＤＨＤに興味を持ってくれる学校の先生が時にはいるものである。私はその先生に、静かな部屋で数人のＡＤＨＤの子どもたちだけを集めて、彼ら独特の行動目標を掲げて治療することを頼むことがある。もちろん、時には自分が属している教室に戻すこともするものである。

一人の先生がＡＤＨＤの子どもに遊びながら規範や規則を覚えさせるということは、三人くらいが限度である。いや、三人でも多いことがＡＤＨＤの子どもにあっては見られるものである。何人見られるかは、その時その時の先生の判断に任せる。そしてまた、ＡＤＨＤ一般ではなくその子を個々にみて、何人くらいみられるかを想定すべきである。

もちろん、このような一緒に遊びながら身につけるべき行動があるならば、それができた時に誉めるべきであるし、できない場合でも「それをやらないことにしよう」と、あまり否定的な叱責は強調しない方がいいのである。

学校の先生や親がその子どもと遊ぶ場合には、どういう行動を止めることが目標であるか、ということを予め子どもに話すことが必要である。できるならばそれを表に書き、今日はその行動をどの程度守れたかということを○×△で記し、一日の評価をプレイセラピーが終わった時に検討したり、あるいはまた、母親ならば夜になってそれを評価し、うまくいった日にはファミコンの時間を長くしたり、その子の好きな食べ物を出したり、テレビを見る時間を少し延ばす、といったようなことになる。学校では、もので報酬を考えるのではなく、やはりうまくいった時にはその表に星印が一つ、星印が二つ、あるいは三つというように、非常によくできた、ややできた、普通にできた、という三段階で星印をつけたり、一重丸、二重丸、三重丸といった段階で丸をつけることによって、行動の報酬として考えて教えるべきことである。

このようなルールを、学校の先生も親もきちんと守ることが必要である。やはり少し見逃すということだけでも、子どもたちに「なーんだ、その程度の規則なのか」と見くびられてしまうので、やはり守るべきものは守ると予め宣言し、約束し、実際にその通りにすべきである。

保育園や幼稚園の先生の話では、ＡＤＨＤの子どもは指示に従えないことが一番困る、ということである。また、当然ながら席を離れること、歩き回るということがみられ、年齢の割に幼いと言われることが多い。あるいは注意力が散漫でぼんやりしているので、先生が困るという話もよく聞くものである。いくら言っても、それは頭を通過していってしまうのである。

このような不注意が優勢のＡＤＨＤの子どもたちというのは、大人しいだけに多動や衝動性が主となる子どもたちに比べ目立たないので、ＡＤＨＤという診断が難しいことがある。しかし、注意力が散漫なためにルールが守れない、わからない、あるいは孤立する。幼稚園ではルールが守れない。学校ではルールが守れないと同時に、授業についていけないということがあるので、このような不注意が主体のＡＤＨＤに対しても十分な配慮が必要である。

また幼稚園、小学校で問題になるのは、友だちと遊べない、友だちから孤立する、ということである。やはり衝動的で多動のある子どもたちは、仲間とうまく遊ぶわけにはいかない。そして時には、ＡＤＨＤの子どもがいじめられることすらある。そのために本人が小学校や幼稚園に行きたくないと主張することもある。多くの場合は、ＡＤＨＤの子どもがそれなりの体の大きさを持っていれば、逆に他の子どもたちを指示し、指導者の役割をとってしまう。そうなると、そのクラス全体が混乱し、いわゆるクラス崩壊という形をとってしまうのである。

ＡＤＨＤの子どもは、既に述べたことであるが、その集団の場での雰囲気の把握が悪いのである。非言語的な雰囲気を理解し、あらかじめルールを守ることができないのである。この非言語的な雰囲気を理解しないということは、いつも言語的な指示を与えなければならないことでもある。これも大きなＡＤＨＤの障害の一つなのである。ＡＤＨＤの子どもはルールに従うことはできなくても、親に「ちゃんと守ってちょうだい」と言われると「僕はちゃんとやっているよ」というような誤魔化しの返事をすることが多い。したがって母親は事実と違うということで、呆れるほど疲れてしまうことが多い。やはり守るべき行動は何か、守らなくてもいい行動は何か、のメリハリをつけなければいけない。母親は規則を守れないと、ずっと子どもを叱るだけで疲れ果ててしまうことが多いものである。

子どもたち同士で遊ぶ場合でも、専門家が入り、この行動はよろしい、この行動はまずい、と白黒をはっきり教えてあげなければ、周りの子どもはＡＤＨＤの子どもと遊ぼうとはしないので、初期から専門家ないし母親がそのようなやり方の方法、つまり行動療法的なやり方を知らなければならない。

時には、私は「ＡＤＨＤの子どもと遊んでくれそうな子どもたちを集めて、お食事会を開いたらどうでしょうか」と母親に言うことがある。ＡＤＨＤの子どもがルール違反をした時に、母親がすぐに飛んで行って、このルールはどうしたらいいのか、ということをもう一度言葉で話し合い、「そうだよね。これはやってはいけない行動だったね」と、その行動を止めにかかるべきである。そして友だちと遊んでいるからこそ、友だちにはこういうことはしていい、こういうことはしてはいけない、ということを実践で母親が教えることになる。このように単に机上の空論を言うのではなく、遊びつつ、その中で妥当な行動を指導していく、という母親の努力はぜひとも必要なものである。

ＡＤＨＤの子どもに対する対応は、親が一番困るのは誰でもが知るところである。今日の外来でも、両親だけが「ＡＤＨＤの子供を持っているので」と相談にやって来た。「お子さんはどこにいるんですか。」と私が聞くと、「子どもはもう家を出て、このところ帰ってこないのです。友だちの家に泊まったきりなんです」と言う。中学生なのだが、当然学校には行っていない。しかもお金は、母親のハンドバックからいつも取っていたという。

それを許す母親に私はびっくりして、「お母さん、こんなことをしていたら、後で大変な犯罪的な行動だって起こりますよ。だから盗まれないところにハンドバックを置くべきだし、いやお金は別のところに置くのが妥当ではないですか。」と言ったものである。すると「そうですね、そうですね。」と母親は答えるだけであった。

「彼はＡＤＨＤと診断されていたのですか。」と聞くと、「いや、小学校三年の時に医者に診せたのですが『もうちょっと様子を見ましょう、お母さんの心配のしすぎですよ』と言われたのです。しかし別の医者にすぐに診てもらったところ『これはＡＤＨＤだと思いますよ』と言われたのです。」という。

このように精神科医といえども、あるいは小児科医であるといえども、ＡＤＨＤを余り診ていない人のところに行くと、大事な時期でありながらＡＤＨＤの治療を受けないで過ぎてしまう心配があるのである。

先程述べた例でも、中学校まで彼はリタリンなどの治療を受けていなかった。つまり「ＡＤＨＤだと思いますよ」と言った医者が彼に出した薬はテグレトールであった。そしてテグレトールは彼には全く効果がなく、やがて飲まなくなってしまっていた。そして今までやってきたのである。つまり何ら治療することなく、中学校までやってきたのである。

そして中学校になると、その行動半径は広がり、お母さんのハンドバックからお金を盗んでは何日も帰ってこなくなり、やがて非行少年グループの仲間に入っていることが後になって分かるのである。

家にいても家具を壊したり、ちょっと気に入らないとお母さんを殴ったり、お父さんまで殴ることもあり、この家では安心という時間を持たないでいるものであった。それはＡＤＨＤの診断をできなかった小児科医のみならず、ＡＤＨＤと診断したにもかかわらず、ちゃんとした薬物療法をしないで、しかもその後のフォローアップもしないということが大きな原因となっている。

もちろん、母親の熱心さがいささか欠けていたのかもしれない。ＡＤＨＤと診断されたのであれば、ＡＤＨＤとは何かということを少なくとも調べることが、父親や母親の責任であると思われる。

このようにＡＤＨＤの治療を受けないと、中学生ぐらいになると「行為障害」といって、他人を傷つけたり、万引きをしたり、嘘をついたり、世間的な常識の規約を破ったり、というういわゆる非行少年に移っていくことがかなり見られるのである。

もちろんＡＤＨＤと行為障害は違うものである。ＡＤＨＤは遺伝的なものがかなり入っており、特に祖父、父親といった男性系列の遺伝をかなり受けるものである。もちろんその他にも環境要因、妊娠中の障害、その他さまざまなものが加わってはいるが、しかし遺伝は厳としてあることは、すでに述べているとおりである。

しかし行為障害はどちらかというと、環境や母親のしつけ、養育態度に大きく影響を受けてできあがるものと考えられている。又ＡＤＨＤを含みつつ、行為障害とオーバーラップしながら、中学生になっていってしまうことがかなり見られるものである。

特に田舎では、ＡＤＨＤの診断ができないため、小学校では単なる暴れん坊としか見られないで、結局中学にはいると、治療が受けられないため、その暴力が行為障害と合併し、大変な盗み、放火、ナイフによる殺傷などが中学校でも起こってしまうことがよくあることなのである。

すべてのＡＤＨＤがこのようになってしまう訳ではないので、あまり恐れるべきではない。つまり、ちゃんと治療すればこのようなことには至らないと考えてよいと思われる。

私は、小学校のレベルまでのＡＤＨＤの子どもたちには、カレンダーを示して、その日が普通であれば一重丸、やや良いならば二重丸、非常に良いならば三重丸、というような付け方で、子どもたちに三重丸が多くなるように動機付ける方法を用いた方がよいと思っている。余り細かいポイントをつくと、ＡＤＨＤの子どもは混乱するばかりである。したがってその日のトータルとして、比較的秩序正しく行動したか、やるべき課題をこなしたか、友だちとのトラブルはなかったか、親とのトラブルはなかったか、といった四項目ぐらいの行動項目を取り上げて、それが非常にうまくいった場合は三重丸にするということで、一週間に三重丸が四つあれば、たとえば小遣いとしてプラス五〇円をあげようとか、あるいはディズニーランドに遊びに行こうとか、そのような報酬を付けることが非常に重要なことである。そしてできるだけ三重丸が多くなるように努力するように、本人を励ますべきだと思っている。

うまくいった場合には、友だちとのトラブルがなかった、学業にも問題はなかった、宿題をちゃんとやった、友だちとの喧嘩はなかった、お母さんとはちょっと問題はあったけれども大きくならなかった、といったように具体的に説明し三重丸を付けることが、重要なことだと思われる。このような方法は、夕方一日が終わる頃に、ＡＤＨＤの子どもと母親が相談して、母親が本人の前でそのように評価すべきだと考えている。

ＡＤＨＤの子どもたちは、注意欠陥障害、多動性、衝動性というように三つの症状に分けられて診断するようになっているが、日常のレベルではＡＤＨＤの子どもの症状は、物をよくなくす、整理整頓ができない、やりかけた仕事を最後まで続けられない、計画を立てるのが下手、待つのが苦手、というような行動がよく見られるものである。

それと同時に、微小な神経学的障害、つまり不器用で、たとえば手で鉛筆を握る握り方がおかしい、あるいは絵の描き方がおかしい、といったような微小な神経学的な障害も多く見られるものである。

ＡＤＨＤの子どもは、最初に会ったときは割と落ち着いていることがあり、びっくりさせられることもある。しかしながら二回目からは、慣れると猛烈な多動と破壊性が展開し、これもまた驚かされることが多いものである。

一回目は静かに自分の名前も言えて、どんなことが好きか、といったこともちゃんと答えていたのであるが、二回目に会ったときは、私の机の上のものをすべて落としてしまい、また引き出しから鉛筆や色々な医学的な道具を取り出してめちゃくちゃに散らばらしたり、私（精神科医）の体をつっついて大声で笑ったりすることが見られることが多かった。

しかし、このような子どもだからといって母親に「ＡＤＨＤです」という診断を軽々しく言うものではない。突然言うと、多くの母親はショックを受けてしまうことが多い。いや、逆にまったくＡＤＨＤのことを知らず、なんのことだか分からない親も多いものである。

ともあれ我々は、ＡＤＨＤというものの説明を母親に十分しなければならない。時に、日本などは特に人権的な考えから、ＡＤＨＤという診断をするのは母親の感情を害し、ショックを与え、鬱にさせるのではないか、だからＡＤＨＤという診断をすべきではない、という人がいるのである。

しかし、我々はＡＤＨＤというものの概念をようやく掴んだばかりであり、そしてそれはどんどん明確化され、治療法も開発されているとするならば、できるだけ早く治療を受ける必要があると言える。したがって、ＡＤＨＤという診断に対して母親も勇気を持って直面し、嘆きを超えてそのＡＤＨＤの症状、診断、治療、予後を聞く用意を持っていなければいけないと思う。その勇気こそ本当の人権意識が高い人だと、我々は考えることができる。

つい最近も小学校四年生の男の子が、ナイフを二本持って廊下を走り回ったり、教室を走り回ったり、学校中を走り回ったりして大問題になって、私のところへ相談に来たのであった。このような子どもでさえ、ＡＤＨＤという診断がなされていなかったのである。

彼は幼稚園の時から多動で注意欠陥があり、母親は疲れ果て、病院に連れて行かざるを得なかった。そこでもＡＤＨＤという診断がなされたのは数年後であった。日本の医者の診断能力の遅れ、治療能力の遅れは、このような子どもがナイフを持って学校を走り回る、という状態を見るはめになっているのである。親の方が「これは何らかの精神障害だ、そうでしかあり得ない」と思っているにもかかわらず、医者の方がそれを診断できないとは、いかにも情けない日本であると言わざるを得ない。

この子どもの場合は、まだ小学校四年なので、これからの治療によっては十分に回復する可能性があるし、あまり絶望感を持つ必要はない。しかし今まさにやらなければ、中学・高校に行ったときにはもっと激しい衝動性が発揮されるのならば、この彼の周りの子どもたちは如何なる思いでいるのであろうか、教師は如何なる思いでいるのであろうか、と憂慮せざるを得ない。

実際この子を見てきた小学校一年生の時の先生はうつ病となり、二年生の先生もうつ病となり、そして三年生の先生は不安障害となって学校を休んでいる。そして今や、学校の保健の養護の先生ですら見ることができず、療養休暇をもらっているというのである。

このような有様で、なぜちゃんとした医療体制のチームを作らないのか。また学校の先生方がなぜ、一人の担任の先生に任せてしまうのか、私にはいささか不可解であるにしても、早急な対応をしないと全員が不幸なことになってしまうので、早急な治療のチームワーク、学校の治療体制をしっかり作らなくてはならないし、家での対応の仕方もしっかり教えなければならないと思っている。

診断というと、脳波やＭＲＩ、ＰＥＴといったスキャンを思い浮かべる人がいるかもしれないが、確かに研究レベルではＭＲＩ、ＰＥＴでは右脳の前頭前野と尾状核や線状体の異常が、ＰＥＴなどでは知られているものである。またＭＲＩでは、脳の形態的な萎縮も指摘されている。しかし、これらからは決定的な病因を診断できるわけではない。今後の研究を待たねばならないものである。

むしろ、如何なる行動があるのか、という行動観察が、今のところ診断に重要な手段となっている。

色々なテストがあるが、コラーズ式親用アンケートでは、「すぐに泣く、あるいはしばしば泣く」「兄弟と仲良く遊べない」「いつも体をもぞもぞ動かしている」「睡眠に問題がある、つまり寝付きが悪い、朝早く起きてしまう、夜中に目を覚ます」といった項目があり、それによってADHDの多動性、注意欠陥、衝動性などの有無をみて、診断の有力な武器としている。

ADHDには、LDという学習障害が重なっていないか調べる必要がある。多動にばかり気が向いてしまいLDを逃してしまえば、実際の学校での学習上の対応が遅れてしまうことになる。

多くのADHDでは何らかの学習障害、たとえば書字障害、読字障害、それから算数障害などがよく指摘されるものである。ADHDの子どもたちの三人に一人は、読字障害があることが分かっている。このように、特に読字障害が大きな問題になっているようである。

ＬＤ以外にも、反抗挑戦性障害と行為障害の二つがあげられる。

反抗挑戦性障害の診断基準は以下のとおりである。

Ａ．少なくとも六ヶ月持続する拒絶的、反抗的、挑戦的な行動様式で、以下のうち、四つ（またはそれ以上）が存在する：

(1)　しばしば、かんしゃくを起こす。

(2)　しばしば、大人と口論する。

(3)　しばしば、大人の要求、または規則に従うことを積極的に反抗または拒否する。

(4)　しばしば、故意に他人をいらだたせる。

(5)　しばしば、自分の失敗、無作法な振舞を他人のせいにする。

(6)　しばしば、神経過敏または他人からいらいらさせられやすい。

(7)　しばしば、怒り、腹をたてる。

(8)　しばしば、意地悪で執念深い。

Ｂ．その行動上の障害は、社会的、学業的、または職業的機能に臨床的に著しい障害を引き起こしている。

C．その行動上の障害は、精神病性障害または気分障害の経過中にのみ起こるものではない。

D．行為障害の基準を満たさず、また患者が十八歳以上の場合、反社会的人格障害の基準も満たさない。

また、行為障害の診断基準は以下のとおりである。

A．他人の基本的人権または年齢相応の主要な社会的規範または規則を侵害することが反復し持続する行動様式で、以下の基準の三つ（またはそれ以上）が過去一二ヶ月の間に存在し、基準の少なくとも一つは過去六ヶ月の間に存在したことによって明らかとなる。

＊人や動物に対する攻撃性

(1) しばしば、他人をいじめ、脅迫し、威嚇する。

(2) しばしば、取っ組み合いの喧嘩をはじめる。

(3) 他人に重大な身体的危害を与えるような武器を使用したことがある（例えばバット、煉瓦、割れた瓶、小刀、銃）。

(4)　人に対して身体的に残酷であったことがある。
(5)　動物に対して身体的に残酷であったことがある。
(6)　被害者に面と向かって行う盗みをしたことがある（例えば、背後から襲う強盗、ひったくり、強奪、葺きを使っての強盗）。
(7)　性行為を強いたことがある。

＊所有物の破壊
(8)　重大な損害を与えるために故意に放火したことがある。
(9)　故意に他人の所有物を破壊したことがある（放火による以外で）。

＊嘘をつくことや窃盗
(10)　他人の住居、建造物または車に侵入したことがある。
(11)　物や好意を得たり、または義務をのがれるためにしばしば嘘をつく（すなわち、他人を〝だます〟）。
(12)　被害者と面と向かうことなく、多少価値のある物品を盗んだことがある（例：万引き、ただし破壊や侵入のないもの、偽造）。

＊重大な規則違反
(13)　十三歳未満ではじまり。親の禁止にもかかわらず、しばしば夜遅く外出する。

(14) 親または親代わりの人の家に住み、一晩中、家を空けたことが少なくとも二回あった（または長期にわたって家に帰らないことが一回）。

(15) 十三歳未満からはじまり、しばしば学校を怠ける。

B．この行動の障害が社会的、学業的、または職業的機能に臨床的に著しい障害を引き起こしている。

C．患者が十八歳以上の場合、反社会性人格障害の基準を満たさない。

この病型は、小児期発症型と青年期発症型に分けられる。小児期発症型は、十歳になるまでに行為障害の基準を満たしているもので、青年期発症型は、十歳になるまでに行為障害に特徴的な基準はまったく認められない。このように発症年齢によって、十歳以前か十歳以降かに分けるのである。

また重症度は、軽症、中等症、重症がある。重症の場合は、診断を下すのに必要な項目数以上に多数の行為の問題があるか、または行為の問題が他人に対して相当な危害を与えているというものである。たとえば、性行為の強制、身体的残酷さ、武器の使用、被害者の面前での盗み、破壊と侵入、ということになる。

ADHDの子どもたちは、最初はADHDだけであることが多いが、後に反抗挑戦性障害が表れ、最終的には行為障害に進むケースも見られるものである。

この障害は、親が厳格で叱ることが多く、しつけの一貫性の欠如が親に見られると言われている。

ＡＤＨＤの子どもたちは人が集まっているところは苦手であり、できるだけ避けるべきである。それでも人が多いところへ行かなければならない時は、やはり親が勧誘できるようについていた方が統制の取れた行動を守ることができ、自分の自尊心を守ることができるものである。

あるＡＤＨＤの子どもの父親は、会社で働くことを辞めてしまっている。その理由ははっきりしないのだと彼の妻は語っていた。したがってその家は生活保護を受けて暮らしていた。母親自身は落ち着いた母親であったが、しかしその家では二人もＡＤＨＤがいるので、母親はとても対応しきれなかった。それでも我々よりはうまいものであった。やはり慣れているということは、自然に中学生と小学生のＡＤＨＤの子どもに手が伸びて、二人の喧嘩をわけ、一人の大騒ぎを体を抱いて鎮め、といったふうにうまく対応していた。普通、ＡＤＨＤの子どもを一人持つだけでもものすごく疲れるという訴えが多いものだが、この母親の場合は反射的に手が出ることによってうまく抑えていたものであった。

しかし、彼女の夫は仕事もなく家の中でゴロゴロしており、全く子どものことには構わず、時に怒鳴り散らすだけであった。夫自身、何をするわけでもなく、ただぼんやりテレビを見ていたり、あるいはふっと外へ散歩へ出て行き、夕方に帰ってくる。またパチンコ店に行くのがよくみられる風景である。友だちもほとんどおらず、週刊誌や本を読んでもすぐに投げ出してごろんとしてしまう。

この父親に「あなたの小さい時はどうでしたか？」と聞くと、「私も落ち着きがなくて、今の息子や娘たちと全く同じです。でもそのうちに落ち着きましたよ」と返事をしていた。しかし落ち着いたのに全く仕事もせず、家でごろごろして、後はパチンコ、というのではあまりにもひどいものであるが、それを考えると、父親もまたＡＤＨＤであると気づくことになる。つまり二人の子どものＡＤＨＤは、父親から流れてきた遺伝がかなり入っているとみなされるものであった。

4　ＡＤＨＤの治療

ＡＤＨＤの治療は心理療法的、あるいは心理教育的アプローチ、つまり行動療法的なアプローチがきわめて重要であるが、やはり薬物療法なしに治療するのは難しいものである。しかし薬物療法単独でも、心理療法と薬物の組み合わせで治療を受けた子どもたちと同じくらいの改善がみられた、ということがアメリカの国立精神衛生研究所の研究で明らかになっている。しかし薬だけで治そうとすること自体、人間関係の学習が少ない状況なので、薬物療法と同時に心理療法的アプローチは、人との接触を学ぶ上でも重要なことであり、一見数字上に表れなくても、数字以上のものが心理療法の背景にあると思われる。

ＡＤＨＤはＡＤＨＤだけであることはあまりない。うつ病やチック、不安障害、反抗挑戦性障害、行為障害といったものが重なっていることが多いので、その面でも心理療法はきわめて有効である。実際、他の精神障害が加わっている時には、心理療法と薬の組み合わせの方が薬単独よりも大きな効果が見られているのである。このような結果があったとしても、目の前のＡＤＨＤの子どもに何が必要かは、さまざまな試みをしながら見出していくべきものである。

ＡＤＨＤの薬物療法では、特にリタリンが使われることが多い。しかし薬物療法をするかどうかは、まず心理療法的アプローチや環境を整備する、あるいは母親の治療方針を一貫させる、というような方法だけでは全く効果が望めないということが明白になった時に薬物療法を始めるべきであり、それが基本方針になっている。ＡＤＨＤ

の子どもの少なくとも六〇%は他の心理療法に加えて投薬も必要だという。

ＡＤＨＤかどうかの診断のために薬、つまりリタリンを投与してみて、反応があればＡＤＨＤではないのか、という考え方は妥当ではない。誰でもがリタリンである程度集中力や活動レベルがあがるので、何もＡＤＨＤの子どもだけではないことなので、ＡＤＨＤの診断にひとまず薬を使ってみるという方法は妥当ではないのである。

また、リタリンで効果がないのはおよそ三〇%もみられるものであり、ＡＤＨＤでありながら反応しない人がそこまでのパーセンテージであったのでは、リタリンを投与してＡＤＨＤを診断する方法は妥当なことではない。

リタリンに反応するのはアメリカでは七〇～八〇%ということになっているが、日本では二五、六%程度と、私の治療上の数字では出ている。したがって私のデータで見る限り、アメリカのデータをそのまま日本人に適用することは困難なものである。何もそれはリタリンとＡＤＨＤの子どもとの関係だけでなく、抗うつ剤、例えばＳＳＲＩがアメリカでは魔法の薬のように宣伝され、日本でもＮＨＫがそれを放送して、広めたが、ＳＳＲＩが抗うつ剤として効くのは二五%であり、アメリカが報告するように八〇%などということはおよそ考えられるものではなかった。

ＡＤＨＤは時に興奮状態を起こすものであり、いつも注意をしてみなければいけないものである。これは心の薬に限って言えることであるが（体の症状については私の専門外なので、あまりはっきり述べることはできない）、全ての薬は日本人とアメリカ人では違うということを、一応頭に入れておいた方がよいと思われる。そもそも使う薬の量自体が、アメリカ人の方が十倍も多いことが多い。それほど日本人はデリケートであり、そしてまた効果についてもアメリカとはいささか異なるので、一応の参考としてアメリカのデータを見る、というふうにすべきである。

薬の作用は攻撃性や反抗的態度を抑え、欲求不満に対する耐性を増し、退屈な作業を続ける力をつけ、さらに社交性を増す、というような効果が報告されている。また、それによって周囲の人の態度も変わってくるので、いい方に循環が流れ出すのである。しかし、リタリンにも副作用があり、食欲減退、腹痛、寝付きが悪くなる、いらいらし易くなる、といったような症状が報告されている。

ＡＤＨＤの子どもたちにリタリンを飲ませると、背が伸びなくなるという考えがあるが、アメリカの研究によれば、薬の作用で背の高さが違うということはない、と証明されている。もしあるとしても、それはＡＤＨＤのせいではないかと言われている。しかしＡＤＨＤの成長が遅いだけで、後から十分成長するので、背の高さについてはあまり心配する必要がないと言われている。

ＡＤＨＤにリタリンが使われるのは当然であるが、その効果についてはアメリカのＦＤＡは「リタリンは妥当な量を守って使うならば、ＡＤＨＤの薬としては安全かつ有効である」と報告している。アメリカでも、この薬を使うことで学業成績が上がり、破壊的行動が減り、その結果本人の自己イメージもよくなった、という結果が再三報告されている。

ＡＤＨＤの脳内ホルモンの関係であるが、一番関係しているのはドーパミンであろうと考えられている。その他、ノルアドレナリン、セロトニンも関係している。この三つの神経伝達物質のシステムにいろいろ問題があるためにＡＤＨＤが生じるといわれている。しかしセロトニンを出すと効果があるということは、ドーパミンの働きが低下していると考えられる。

アメリカの研究では、子どもによってはドーパミンの量自体は不足していない子もいるという。ところがドーパミンを受け取る神経細胞のリセプターの方がうまく働いていない、と述べられている。そのためにリタリンの投与が必要になってくるのである。

リタリンは大体三ないし四時間で作用が切れるので、朝と昼休みに一回ずつ飲むという子どもが多い。学校へ行く時に薬を使うのは当然であるが、学校がない時にはどうするのか、飲まなくてもいいのではないか、という考えがあるが、休みの日であってもコンスタントに薬を飲んだ方が子どもは安定する、という意見が有力である。

リタリンは時に中枢刺激剤に依存する薬としてADHDの子どもが使うことが稀にはある。特に中学生ぐらいになって、リタリンの作用がわかるとなると、それを人にあげてみたりすることが起こることがあるので、与えられたリタリンなどの中枢興奮剤は、子どもの手の届かないところに置くのが安全である。

また、三環系抗うつ剤のトフラニールをリタリンが使えない子どもたちによく投与するが、これについての副作用はのどの渇き、便秘、ふらつき、眠気などである。時に便秘がひどくなることがあるので、下剤を少量使うことも必要である。

ADHDになる根拠の一つとして、食べ物、特に甘いものという考えがあるが、十分に積み上げられたデータとはまだ言い難い。特に治療ということになると、このような食事療法が十分に有効かどうかは疑問があり、むしろ病状を長引かせてしまう可能性があるので、民間療法については十分注意をし、主治医と相談して使うべきである。やはり一番困るのは、主治医を騙しながら、つまり主治医に言わないで勝手にそのような治療法をすることは、相互に不信感が生じるので避けた方がよいと思われる。

リタリンなどの中枢興奮剤、あるいはトフラニールなどの抗うつ剤の効果がない場合は、ハロペリドール、あるいはテグレトール（カルバマゼピン）といった薬を使うことが可能なので、リタリンの効果がないからといってがっかりすることはない。時には多剤併用療法を行うこともあるので、薬は今のところＡＤＨＤに一番有効な治療方法であることを知っておく必要がある。

ところで、つい先日も高校二年生の男子が家庭内暴力ということでやってきた。確かに母親や弟へのいじめはきわめて激しいものであった。病院の外来で会うと、その少年は絶えず手を動かし、足を動かし、きょろきょろとし、少しの物音にも注意を奪われ、こちらに注意を持続することができなかった。

彼にリタリン二錠を与えたところ、その日から勉強の集中力が高まり、その一か月後の模擬試験の結果は、理系を中心に格段に成績が上がったのであった。リタリンによって多動を抑え、注意の集中力を高め、その結果、学力が高くなったと考えられた。彼の顔の表情はきわめて血色がよく、赤らんでいた。そして表情もきわめて明るかった。このように、リタリンは効果が出るとなるとすぐに出るのが特徴でもある。

ＡＤＨＤの子どもたちは、特に学校へ行くとなるとみんなと比較されることになり、学習障害、あるいは多動、集中力の低下、衝動性といったようなことで、みんなから低くみられてしまうことが多い。また、本人も失敗が多いので「自分は大したことのない人間だ」というふうに自尊心が低くなってしまうことが多い。自尊心を上げるには、当然誉められるという体験がなければあり得るものではない。自尊心が低ければ低いほど、自信がなくて脅え、そしてかえって失敗してしまうという悪循環になってしまうことが多いものである。

あるＡＤＨＤの子どもは病院に入院した後、その夜はナースとトラブルを起こし、しかも謝罪をせず平然としていた。翌朝にはガラスを壊してしまった。いかにもＡＤＨＤの行動だと思われるが、それは「どこへ行っても俺は馬鹿にされるような人間じゃないぞ。みんなは俺を低く評価しているが、俺は力が強いんだぞ」という、劣等感からかえって強さを誇示するためにガラスを壊したということは、見ていてよくわかるものであった。

彼の趣味は絵を画くことであった。男の子にしては珍しいものである。ノートに延々と絵を画き、やがてそれを展示会に出したと野望を述べていた。世に出したいというにしては、内容はやや貧困であるにしても、ノート一冊が絵で埋められているということは立派な作業である。私は彼を誉めた。「君の絵はある種空想的でシャガールに似ているよね」と言ったり、「愛」というテーマの絵があれば、「なるほど、愛は美しいよね」というように、いつも私のところにノートを見せに来るのであった。そのことによって彼はますます絵を画き、そしてそのことによって彼の集中力、イメージを画くこと、人の感情を理解することが進歩するのであった。

このようなことがあってから、彼は二度と壁を壊すようなことはなく、友だちとの喧嘩も全くない、実に静かなADHDの中学生になった。

ADHDの親や周りの人たちは、一回あることに成功すると「ADHDの子どもはこれくらいはできるんだ」と思うものである。しかしADHDの子どもは、その時それができたとしても気まぐれであり、行動は一貫してはいない。これはもちろん、ADHDという神経学的な障害から来るものである。したがって「本当はできるのではないか」という言い方で、かえって子どもにプレッシャーと劣等感を与えてしまうことがみられるのである。「本当はできるくせに」という言い方は妥当なものではないのである。やはりこのように一貫して作業することを妨げるのが、まさにこの病気なのである。

また、ある中学一年生の男子が外来の面接室に親と来たのであるが、親は盛んに子どもの悪口を言い、また批判するのであった。「この子はじっとしていないし、学校でも喧嘩が多い。席に座ってもいない。こんなことがあるものですから、私たちは学校へ行くのが恥ずかしいのです。家でも妹をからかったり、エッチなことをするのでとてもたまらないのです」と、本人の前で平気でいうのである。

本人はそれを聞いて「そんなことないよ」と言うのであるが、多分それは親が言った通りのことをしていたと思われる。

しかし本人の前でここまで批判することは、いささか行き過ぎである。これでは親は自分を認めていない、自分には良いところは何もない、ということを嫌というほど彼に印象づけているだけである。このような彼の行動もＡＤＨＤから来ているとするならば、彼の欠点はＡＤＨＤであって、彼そのものではないということに気づくべきである。そうでなければ彼は救われるわけはない。

したがっていつもＡＤＨＤで起こることと、単なるふざけで起こることと、単なるいたずらで起こることとの区別を、親や教師はしなければならないものである。病気からくるものであれば、それは叱ったり批判すべきことではないだろう。叱る場合でも、「そのことをしなくなるといいね」というような、前向きな叱り方が重要だと思われる。

ＡＤＨＤは毎日毎日いたずらや失敗で終わるわけではない。成功したり、誉められるべき行動をするものであり、そのことの観察の方が必要である。つまりどうしても親というのは、そのＡＤＨＤの子どもの失敗面ばかり気づくものであるが、成功したことに関しては意外と無関心であることが多いのである。したがって「よくできたね」という、ＡＤＨＤの子どもの成功した行動をちゃんと見つけ、誉めるようにすべきである。

先ほど述べた中学一年生の男子の場合には、絵を画くことが好きであった。したがってそれはだんだんうまくなるものであり、表現も巧みになってくる。こうした得意な側面というのは無視してはいけないのであり、それをいかに誉めるかが重要なことである。ＡＤＨＤでも得意と不得意があるということを確認し、得意なことを誉め、不得意なものは叱ることのないようにそっとしておくことが重要な指導的態度だと思われる。

ＡＤＨＤの子どもは、確かに他の子どもより劣るところが多いかもしれない。しかしいずれはできるかもしれない。自分の子どもがＡＤＨＤである場合には、ある意味で相当の期間、こうした症状があるのは仕方のないものであり、それを受け入れる勇気が必要である。勇気をもって受け入れるならば、子どもの行動も余裕を持ってみれる可能性が出てくるものである。

ＡＤＨＤの子どもに学校で見られる問題は、メアリー・ファウラー（Mary Fowler）によれば次のようなことにまとめられる。

・言われてもすぐに課題を始めない。
・課題をやり始めてもすぐに気が逸れる。
・先生にみっちり監督されなければ、課題を　完成させることができない。
・教材や文具を忘れる。無くす。
・説明された通りに作業ができない。
・課題の一部分をやり忘れている。
・人の話に口をはさむ。
・おしゃべりが多い。
・もぞもぞと動くか物を弄《もてあそ》んでいる。
・すぐにかーっとなって態度に出てしまう。
・待つことができない。
・他の生徒との関係が悪い。
・時間の観念がない。

私自身、ＡＤＨＤの子どもを診ている限り、そこに座っていても手を動かしていたり、足を動かしていたり、きょろきょろと周りを見ていたり、という行動が顕著にみられることが多いものである。それが「もぞもぞと動く」というところに入るのかどうか十分理解できないが、少なくとも私の目では、そのような細かい落ち着きのなさがひとまずは目につくものである。

既に述べたように、ＡＤＨＤには三種類の下位分類があるが、不注意優勢型の子どもは集中力が必要な課題で苦労するが、多動性—衝動性優勢型の子どもは、集中よりも衝動を抑えられないことが問題となる。

不注意優勢型の子どもは、大切なことを選んで注意を向けることが難しい。持ち物も整理ができない。落ち着きがない。しかし多動のような激しさはない。

多動性—衝動性優勢型というのは、瞬間瞬間に支配されているタイプだという(Barkley)。一つのことをじっくり取り組むことができない。整理整頓はまず無理。思いつきで行動し、すぐに止めてしまう。言われたことはわかっているはずなのに、守らないのでわざと反抗しているように見えて、親や先生はいらいらする。このようにメアリー・ファウラーは付け加えている。

バークリー博士の説明によると、認知の衝動性というのは、立ち止まって考え、結果を予測してみるのが難しいことであるといっている。行動の衝動性というのは、待つことができない、思いついたことをすぐにやってしまうことだという。つまり両方とも計画を立て、実行する能力に障害が表れ、計画の立て方は知っているのだが、待つ力が備わっていない、計画に従うことができない、どうしても思いつくままに行動する、とバークリーは言っている。

バークリーは「ＡＤＨＤというのは、やり方が理解できないという障害ではない。やり方を知っていてもその通りにやれないという障害なのである」と言っている。

ＡＤＨＤはかつては子どもの病気で、思春期になると自然に治ると考えられていた。しかし今ではＡＤＨＤの子どもの三分の二は青年期、成人期になっても症状が残ることがわかっている。

思春期・青年期のＡＤＨＤの子どもたちは、小さい時から治療を受けた方がいいかどうかについては十分に研究されてはいない。しかし小さい時から治療を受けることによって、周りの子どもたちからの信頼を得る、親からの信頼を得る、ということは自信につながり、治療を受けない子よりもはるかによい立場に立っていることは間違いのないことであろう。

ＡＤＨＤの青年たちは、はるかに普通の子どもたちよりも交通事故が多いものと報告されている。エドワード・ハロウェル氏は成人期に達する頃のＡＤＨＤの青年たちにみられる症状を取り上げている。

(1) 実力は発揮できていないと感じている。
(2) 持ち物や時間の整理整頓ができない。
(3) 発言や行動が衝動的。転職や転居、浪費、病的賭博などの形を取ることもある。
(4) 刺激的な活動に惹かれるため、危険なスポーツやプレッシャーの激しい職業を選ぶことがある。
(5) いくつもの計画を同時進行させ、どれも完成しない傾向がある。
(6) 何でもないことでくよくよ悩む。
(7) 人間関係を持続することが難しい。
(8) 自尊心に問題があり、自分は無能だと感じている。
(9) 自己観察が不正確。
(10) 精神的苦痛から知らず知らずのうちにアルコールや薬物などで自分で治療することになり、濫用や依存につながる危険性が高い。

ハロウェル氏によれば、成人の場合、ＡＤＨＤは一見、他の障害や疾患に見えるケースが多いという。成人ではうつ病、気分変調性障害、不安障害、物質濫用、摂食障害、双極性障害、強迫性障害を思わせる症状が多く見られるという。ＡＤＨＤに加えて、このような精神障害が合併していることが成人のＡＤＨＤの特徴であるとも言っている。

またハロウェル氏は「ＡＤＨＤにはプラス面もある。それなのに良い面はあまりにも軽視されている」と述べている。ハロウェル氏のいうプラス面というのは、創造性、スタミナ、直感力、人に対してあけっぴろげな点などであるとしている。そのような人に生活管理能力が加わりさえすれば、成功への原動力になると述べている。

そういわれてみれば、ＡＤＨＤの思春期の子どもたち、あるいは青年期に入るこどもたちは非常に好奇心が高く、また表現もユニークであることは事実である。しかしそれが否定されてきているために、思い切った自分の能力を開花することができないことが多いように思われる。

第五章

大人のＡＤＨＤについて

1　大人にまで続くＡＤＨＤ

ＡＤＨＤは当然大人にまで持続するものであるということは、比較的最近になって明らかになったことである。一九八〇年まで、ＡＤＨＤは子どもの病気だと考えられていた。思春期や大人になってしまえば、ＡＤＨＤはやがて去ってしまうと考えられていた。ＡＤＨＤの子どもは、小学校時代をうまく乗り切ってしまえば、将来は明るいものだと考えていたのである。

今やＡＤＨＤは思春期を超えても、なおかつ持続していることを、我々は明確な証拠と共に知っている。子どものＡＤＨＤから大人のＡＤＨＤに移る率は五〇％から八〇％であると言われている。ＡＤＨＤの人たちは、大人になるにつれ目に見える症状、例えば破壊的な行動、多動などは年齢と共に消えていく。もちろんよく見れば、認知的な衝動性やその他の症状は見られ、そして非常に微妙な形となり、指摘することはやや困難になっていく。つまり大人になってもみられるＡＤＨＤの症状というのは、衝動性、注意散漫、考えがまとめられない、というようなものである。

大人のＡＤＨＤは急速に紹介され、また研究されているので、まだ研究の発展途上である。したがって大人のＡＤＨＤについての事実はさまざまに揺れ動いているものである。

先ほど、ＡＤＨＤの大人の中には非常に創造的な仕事をする人がいる、というふうに述べたが、マーフィー（Murphy）らは、これは単なる仮説であって十分に確かめられたものではなく、ただ一部分の事実がこれを認めるだけであろう、と述べている。このようなことを見ても、大人のＡＤＨＤの事実の広がりはきわめて大きく、まだ焦点づけられてはいない。

大人のＡＤＨＤの診断というものは、その人の幼児期の記録に基づいていることが多い。つまり実際の記録よりも、記憶によることが多いのである。このような懐古的なデータというのは、不正確な事実で不完全であり、また歪みがあるものである。

ＡＤＨＤの大人というのは、子どもに比べてはるかに合併しやすい精神症状を持っている。そのために二次的な症状なのか、一次的な症状なのかわかりにくいことになる。例えば不安障害、感情障害、薬物濫用、反社会性人格などが多く絡んでいるものなのである。合併ならずとも、単独な症状を考えてみてもボーダーラインや他の人格障害、あるいは双極性障害、軽躁障害、気分循環性障害、うつ病、強迫性障害、全般性不安障害、分裂病、薬物乱用、慢性疼痛障害、アルツハイマーの前駆症状、頭部外傷などというものは、ＡＤＨＤの症状にきわめて近い症状を呈することがあり、そのために青年期及び大人のＡＤＨＤの検出はいささか難しくなってくるものである。
大人のＡＤＨＤの合併症について、シェーキム（Sheikim）らの一九九〇年の調査によると、

・全般性不安障害　五三％
・アルコール乱用及び依存　三四％
・気分変調性障害　二五％
・気分循環性障害　二五％
・何もない　一二％

となっている。

また、ツェルピス（Tzelepis）は一九九四年の調査で以下のように発表した。

・大うつ病　二九％

・不安障害　二五％（社会恐怖　一一％）
・気分変調性障害　一九％
・アルコール乱用及び依存　三八％
・薬物乱用及び依存　二六％

身体疾患でも、甲状腺機能低下症あるいは甲状腺機能亢進症、低栄養状態、糖尿病、ある種の心臓疾患、あるいは身体の障害が注意障害に影響を与えることがある。大人のＡＤＨＤはそれまでの人生において、さまざまなストレスやトラウマなどを受けている。離婚、死亡した者への悲しみ、あるいは経済的問題、このようなライフスタイルの変化というものは、個人の集中力に影響を与えるものである。このような大人にみられる障害がＡＤＨＤに似ていることもあるので、成人のライフイベントやストレスを十分に検討する必要がある。

大人は子どもたちを学校でみるのと違って、さまざまなところで働いているものであり、さまざまな能力を要求されている。したがってそこで注意力が散漫だとしても、ＡＤＨＤとしてみることが可能かどうかは難しい。また、働いている人を一貫して診ることはきわめて難しいことになる。

このように大人のＡＤＨＤの診断の困難さ、症状把握の困難さがあったとしても、大人のＡＤＨＤがないと言っているわけではない。むしろ明白に存在するものといってよい。大人のＡＤＨＤの診断が妥当であるためには、その人は子どもの時にＡＤＨＤでなければならない。ＡＤＨＤは子どもに発生し、それが大人に向かっていくとするならば、大人でＡＤＨＤが発生するわけではないからである。

小さい時からＡＤＨＤを持ち、そして大人になった人にとっては、それまでの失敗、それまでの自己嫌悪で自尊心が低く、うつ病的であったり、不安が強かったり、あるいは夫婦のトラブル、車の運転の問題、物質乱用といった問題が伴っているものである。

ＡＤＨＤの大人の人たちは、自分が失敗した場所というものを避けがちである。このためにいつも伸び伸びとその地区で生活するわけにはいかない。失敗の場所に近づかないように、いささか萎縮した生活になるのが普通である。

また、大人になって友人がいないということは、児童期、青年期と同じように辛いものであるが、大人のＡＤＨＤの人たちはその症状、つまり衝動性、忘れ易さ、注意の障害、多動、読字障害など、あるいは癇癪、気分の変動といったようなものが同僚との友人関係を困難にするものである。

ＡＤＨＤの大人の行動というものは、粗野で感受性がなく、反応が乏しいというふうにみられるものである。大人のＡＤＨＤに伴う精神障害で一般的なのはうつ病であり、大人のＡＤＨＤの三五％がうつ病になっていると言われている。気分変調性障害もそれに並んで多いものである。最近の研究では、ＡＤＨＤの人たちのさらなる精神障害は行為障害、物質乱用、あるいは法律を犯す反社会的行動というものが、正常な大人よりも有病率が高いことがわかっている。

ＡＤＨＤの大人たちは、免許証を取り上げられたり、運転が下手であったり、仕事を解雇されたり、ということがよくみられるものである。また結婚の問題、つまり浮気といったような問題もＡＤＨＤの大人によくみられるものである。

ＡＤＨＤの他の障害としてはアルコールなどが取り上げられるが、アルコール乱用の人たちの治療をすると、ＡＤＨＤの症状がよくなるのみならず、アルコール乱用の症状もよくなることが確かめられている。

2　大人のＡＤＨＤの治療法

ＡＤＨＤの大人の人たちの治療は、まず診断から始まるのは当然であるが、この診断をどう伝えるかが実に重要なことである。それによって意欲的に治そうと思ったり、あるいは避けようとしたりする、ということである。少なくともＡＤＨＤは治療できるものであり、そして改善が大いに期待されるものであり、楽観的な見通しも持てる、ということも伝えねばならない。また、逆にＡＤＨＤの診断が曖昧にしか伝えられなかった場合には、大人のＡＤＨＤの人たちはＡＤＨＤについて曖昧な概念のままそこに残されることになってしまう。

大人のＡＤＨＤの治療について重要なのは、まず薬物療法というよりも、むしろ彼らを教育し、ＡＤＨＤとは如何なるものかを十分に伝えることがまずは一番の治療の始まりなのである。

ＡＤＨＤの大人の人と一緒に仕事をするのはとても大変なものである。時間を守らなかったり、繊細さに乏しく、協力する体制がなかなかできなかったりするからである。

また大人の場合は、既に述べたように comorbidity、つまり他の精神障害をオーバーラップしていることが多いので、純粋なＡＤＨＤと対面することが少なくなっていく。

私自身、大人のＡＤＨＤという目でみても、日本ではなかなか出会うことがない。

日本ではまだ、ＡＤＨＤと診断された子が大人になっていない可能性が高いからだと思う。既に大人の中には大人のＡＤＨＤがいるとしても、そのために検出できないものである。したがって大人のＡＤＨＤの症例を私は紹介できないのでデイヴィッド・サダーズ、ジョセフ・カンデル、二人の著書である『おとなのＡＤＨＤ』から症例を紹介してみたいと思う。

二十八歳の男性アレックス・Ｂは全身性のけいれんを起こして病院の救急室に運ばれ、その後、私たちのクリニックに回されてきた。その時の発作は二回目で、すでにＭＲＩと脳波検査は済んでおり、どちらも正常であった。クリニックに来たときは、発作のとき唇をひどくかんだため、不明瞭な話し方をしており、大変心配そうな様子の母親が付き添っていた。

患者と母親に対する綿密な問診の結果、アレックスには飲酒問題があり、二回のけいれんも飲んだ後だったことが判明した。注目すべきは、アレックスは以前に神経科医の診察を受けており、飲酒癖について詳しく尋ねられたのにそのときは否定したという点である。

問診のあいだ、アレックスは不安げでそわそわと落ち着かなく、質問への答え方もとりとめのないものだった。しかも、母親は時間通りに現れたのに、アレックスは三十分遅刻であった。問診を続けるうちＡＤＨＤの可能性が疑われ、それに沿って検査をした結果ＡＤＨＤの診断が確定して、リタリンによる薬物療法が決まった。

するとアレックスの飲酒癖は劇的におさまり、発作も起らなくなった。的確な診断と治療が、功を奏したのである。こういうケースでおそろしいのは、ＡＤＨＤについて詳しくない医師なら、飲酒癖とＡＤＨＤを見落とし、てんかんの診断を下してしまうかもしれない点である。実際、アレックスは飲酒問題について嘘をついていたので、その可能性がある。てんかんと診断されていたら、抗けいれん剤を処方されていたであろう。そのような治療はＡＤＨＤの症状を悪化させる可能性が非常に高いといえる。

この場合のてんかんは、ＡＤＨＤのある成人が極度に注意力が集中した時に、てんかん類似の状態にみえることがある。それとてんかんと間違えられたと思うものである。

次のようなケースも紹介されている。

3　大人のＡＤＨＤについて

生後二ヶ月の乳児が栄養不良のために二回入院してきたものである。通常の検査で臓器の異常は発見されず、二回目の入院で精神科医の助力を求めたところ、すぐさま母親のＡＤＨＤが指摘された。母親にメチルフェニデート、つまりリタリンの薬物療法を施すと、きちんと子どもの世話ができるようになった。

また、次のように述べた女性もいる。

「何かがおかしいとは思っていたのですが、はっきりとはしなかった。診断を受けて、なぜ自分はある種のことがいつもできないのか、なぜ始めたことをやり遂げられないのか、納得のいく説明を受けることができた。ＡＤＨＤがあることは、他の人に比べて劣っていることだという思いは抱かなかった。先生がそのように説明して下さったからである」

次のような症例もある。

ビル・Ｐは順調な会社を経営する四十四歳のビジネスマンで腰痛のためクリニックに来た。私たちはビルのために運動プログラムを作ったが、彼がＡＤＨＤであることもあったので、ただ説明するだけでなく腰のための運動の説明パンフレットを渡した。

三回目の診察のとき、ビルは私たちの指示は全てきれいに忘れ、腰痛はよくならず、おまけにパンフレットもなくしていることがわかった。この運動プログラムを実行するために、ビルはフィットネスクラブに入会することになっていたのだが、以下がその顛末である。

まず、フィットネスクラブに入ることは入った。トレーナーと運動メニューも決め、その内容はウォームアップ、中程度のエアロビックス、軽めのウェイトトレーニングというものであった。ところがビルはステッパーに目をとめ、三〇分から四〇分これで運動しようと決めた。数日経つとまた心変わりし、ランニングマシーンで走るのが最も有効な有酸素運動だと合点し、やはり三〇分から四〇分これで走ろうと決心したのであった。

腰の運動を始めたもののそれも止めてしまい、ストレッチも、ひどい時はウォームアップも忘れてしまう有様で、当然ながら痛みは再発し、しかもさらにひどくなった。ビルはそこでどう考えただろうか。運動療法は全く効かないと結論したのである。クリニックに来たときビルは、たとえ医師の強い勧めであっても、運動を続けるのはとても難しいのだと訴えた。そこで、一緒に解決案を考えた。ひとつは個人トレーナーを雇い、週三時間、決められた運動を監督してもらう計画である。プログラムを書いたトレーニングシートは、クラブに置いてくるようにする。そうすれば、シートをなくすこともなく、クラブへ行けばウォームアップをして腰のための運動を三〇分から四〇分、順を追って行うことができる。トレーニングシートに各運動をどれだけ行ったか記録し、それを毎週クリニックにファックスするように決めた。誰かがチェックしていることが大切なのである。

今度はうまくいった。三ヶ月経つ頃からビルは目覚ましい変化を見せ、週三回一時間半ずつクラブで、週二回は家で三〇分ずつ運動を続けられるようになった。すると、長時間椅子に座り続けることが多いのに腰の痛みは良くなり、急に立ち上がったり、前屈みになったり、ひねったりと無理な動きを頻繁に行っても、日常生活に支障が出ることはなく、著しく回復したといえる状態になった。

このような例から、ＡＤＨＤの人たちにとって重要なポイントを彼らは引き出している。

①どのような病気の場合でも、まず医者の言うことを理解する。
②その指示を書きとめる。
③指示どおりにしているか、誰かに監督してもらう。

④指示どおりに行っている（もしくは行っていない）かどうか、簡単な記録をとる。

またＡＤＨＤの人はある特定の食べ物を決めると、そればかり衝動的に食べてしまうことが多いものだと言われている。ファーストフードに頼りすぎる、ピザばかり食べる、サラダや肉料理などばかり食べる、というようなことである。

ＡＤＨＤの人に問題なのは、睡眠のサイクルが不規則なことであると言われている。睡眠が不足したりするのは当然みられることであるが、気分が変わりやすくいらいらしやすい上、日中はいつも眠く、そのために怠慢で不注意と見なされがちである。また、睡眠障害は集中力不足になる。ある特定の仕事に夜遅くまで夢中になり、翌朝寝過ごし、疲れがたまり、能率は上がらず、のろのろと仕事をして時間内に終わらない。こうして自分で失敗への道を歩み、自己評価が下がっていく。これは自分で意図していることではなく、計画的な破滅行為でもない。しかしＡＤＨＤの人たちの自然の成り行きなのである。

ＡＤＨＤの主症状である注意散漫は、睡眠サイクルの障害で起きている部分が実は大きい。午前中は比較的能率がよいのに、午後は集中力がなくなる理由もこのことから説明できる。

結婚している女性のＡＤＨＤの場合、デイヴィッド・サダースらは次のようなことを具体的に説明している。

十年、二十年結婚しているからといって、それだけで夫が自分のＡＤＨＤを理解し、受け入れてくれるものと決めてかかってはいけない。妻がそう診断されるまで、おそらく夫はＡＤＨＤのことなど何も知らなかったのである。ＡＤＨＤがどういう障害で、どういう症状があるのか、患者だけでなく配偶者にも医師が説明するとよいだろう。

薬物療法やセラピーなどの解決法、ライフスタイルをどう変えるとよいか、どうすれば支えになってやれるか、なども説明して欲しい点である。自分がＡＤＨＤで配偶者もＡＤＨＤであることがわかったのなら、その困難は説明されるまでもなく、あなたはとてもよい理解者になれるだろう。

ＡＤＨＤの人と結婚している利点は、ＡＤＨＤという障害の存在を知り、それがどういうものかを理解できることである。

振り返ってみると、多少の波風は立ったものの、子どもが生まれるまではさしたる問題はなかったと多くのカップルは言う。子どもが生まれると事態は一変する。それには良い面も悪い面もあるが、何はともあれ子どもがいると常に時間に縛られるようになる。規則的に食事を与え、愛情をもって世話をしなければならない。

愛情をもって世話をすることについては、ＡＤＨＤの人は何の問題もない。しかし、時間どおりに物事を行うことは苦手である。完璧な母親である必要はないのだが、子どもは規則正しい生活でよりよく育つことを理解しなければならない。子どもの生活に規律を持ち込めば、親の生活にも規律が必要となるであろう。

あるＡＤＨＤの母親がこう言った。

「二人の子どもがいるが、二人が同時にしゃべり出すと私はどうしていいかわからなくなってしまう。一度に一人の相手しかできず、母親として失格なのではないかと思ってしまう。二人の生活をきちんとするのはとても大変である。自分自身がちっともきちんとしていないのだから」

こういう場合、どうしたらよいのであろうか。専門家はセラピーが一つの助けになるだろうと言うし、サポートグループの存在は意欲をかき立てるのにも、情報を得るのにも役立つであろう。子どもから離れる時間が持てるよう、ベビーシッターも忘れずに雇うべきであろう。

サダースらは、ＡＤＨＤと家族の関係の中でいつも繰り返される不平、不満について、次のように述べている。

① 夫、妻、彼、彼女にうんざりしている。
② 私をわかってくれない。
③ いつもとんでもない時に邪魔をされる。
④ 物をなくしたり置き忘れたりすると、ひどく非難されるので嫌な気分になる。結局はいつも自分で見つけているのだが。
⑤ 物事は自分のやり方でやるのが好きである。
⑥ やったことは評価されないのに、やらなかったことには文句を言われる。
⑦ 時間さえあれば、自分でいつかはやるのである。
⑧ 手をつけたことをやり続けるのが嫌なのではない。ただ、いつも必ずもっと重要なことが出てきてしまうのである。
⑨ リストを作ると、そのことを嫌がり必ずなくしてしまう。
⑩ 異性の相手と親しく触れ合いたいと思っていることを、言葉で表すのは苦手である。私がその気になっているとか、今はその気でないとか、相手が察知してくれる方法があればいいのに、と思う。
⑪ このごちゃごちゃをパートナーに整理してくれと頼んだことはない。ごちゃごちゃしているのが好きなのである。

⑫　人生で特に何か頑張ったりはしない。なるようになっていくものである。

以上の項目のどれか、あるいは全部が当てはまったとしても、特に珍しいことではない、と彼らは述べている。

パートナーは「どうしてもう少しきちんとしないのでしょう」とか「やってみようともしません」「努力をしないのです」といつも言うことが多い。

4　ＡＤＨＤの人へのアドヴァイス

①　まずはコミュニケーションが大切である。多くの時間をともに過ごす親密な相手には、自分の障害を説明し、ＡＤＨＤが実際に存在する障害であることを理解してもらうように努める。それは弁解ではなく、自分の言動に対する説明なのであるから、相手にきちんと理解してもらえれば、その人はより良い関係が続くよう力を貸してくれるであろう。

前にも述べたように、医師からパートナーに説明してもらうのが一番よいであろう。医師の科学的知識、より偏りのない観点は、パートナーが状況を客観的、医学的に理解するのに役立つ。ADHDが言い訳ではなく、治療の必要な真性の疾患であることを理解してもらえるであろう。

説明だけでなく、支援団体のニューズレターなどの資料を読んでもらうのもよいであろう。ADHDが医学的疾患であって、人格の欠陥ではないことがわかれば、人生を共にするためには、一緒にこの障害に立ち向かわなければならないことを納得してくれるであろう。

② ニュートラルな立場に立とう。これは、対人関係は裁判ではない、という意味である。一方が正しくて、他方が間違っているのではない。状況をあるがままに見るのである。物事に当たるときには肩の力を抜き、自分の立場を守ろうとか、相手より優位に立とうとするのではなく、敵意を持たずにアプローチする。このことは①のコミュニケーションの項とも関係する。

ぞんざいな態度をとることがあっても、それは相手を悪く思っているからではないことを、あらかじめ説明しておこう。ただし、いつも理解してもらえるとはおもってはいけない。相手に辛辣な態度をとられて、時折フラストレーションを感じることは覚悟しておく。それでも、手助けがあれば自分は変わり、ふるまい方を直せることを、相手に理解してもらうよう努める。

③「十まで数える」というルールを守る。ＡＤＨＤのトレードマークのひとつは衝動性で、結果を考慮せずに反応する点である。そんなときは深く息を吸って十まで数える。後で悔やむことを口走るのを避けられる。上司に怒られたとき、ゴミを出すよう九回も頼んだのにと妻に非難されたとき、十まで数え、自分の考えをまとめてから話すようにする。あるいはその方がよければ、口を閉じている。口を閉じるというこの簡単な戦略を、自分の人生に組み込むことができれば、状況は大きく変わることであろう。

④秩序と整頓。レジャー、職場、社会、ビジネスのどの場の人間関係であれ、豊かな関係を築くのに大切なのは、するべきことをきちんとすることである。それも、優先順位の高いものから片づける。ＡＤＨＤの大きな問題は、優先順位がつけられず、物事をやり終えるのが苦手な点である。

その日、週、月の予定を一目で見られるよう整理する、うまく適応できるためにひつような道具や装置を手に入れ使いこなす、いつ、どこに、なぜ行かなければならないかを把握する。これらのことができれば、人生はがらりと変わるに違いない。秩序と整頓を実現するための方法は、数多くある。

⑤自分の役割を自覚する。あらゆる人間関係には、ギブ・アンド・テイクの要素が

あり、理想としてはこの割合が五分五分だとよいのであるが、そういう例は稀である。自分の要求、必要、希望、好みをきちんと伝え、どういう状況で自分は力が発揮でき、どういう時にできないかを知ってもらうべきである。たとえば遅刻常習犯なら、時間どおりに来られなくても、ないがしろに思っているわけではないことをあらかじめ伝えておくのである。

どういうことは受け入れられて、どういうことは受け入れられないかを自分で把握し、パートナーにそれを理解してもらう。自分でこなせない役割を引き受けて、失敗へのレールを敷くのはやめよう。一方、配偶者やパートナーなど、自分の人生にかかわる人に対しては思いやりをもつ。繰り返し述べるが、ADHDは障害の呼称であり、思いやりに欠ける行動の言い訳ではない。

パートナーに、奴隷、独裁者、万能の救世主の役割を押しつけてはいけない。パートナーによっては、ADHDの人の非効率的で、望ましくないライフスタイルを正面から見つめてそれに対処するのではなく、そのライフスタイルを続けられるようにしてくれる人もいるかもしれない。たとえば部屋を整理してくれ、庭仕事を代わりにやってくれ、やりかけの用事を肩代わりしてくれるかもしれない。けれども本当に本人のためになるのは、クローゼットの整理棚、かご、靴入れなどを用意して、部屋の片づけ方を教えてくれる人である。庭仕事も全部やるのではなく、一部だけやってくれたり、仕事のための道具を用意してくれる人である。やりかけの仕事をどうしたらやり遂げられるか、大まかに示してくれる人なのである。

ロビン・ウィリアムスが主演した「ミセス・ダウト」という映画がある。その中でロビン・ウィリアムスが演じる男性はＡＤＨＤの特性を備えていて、創造性があり、陽気で、楽しいことが大好きな人間です。けれど時折非常に無責任なため、結果として彼の妻はますます思慮深くて責任感が強い、真面目なA型タイプにならざるを得ない。映画の中で、妻は夫に次のように訴える。夫にそのように振る舞われると、自分はそれを抑える役に回らなくてはならないが、いつも「ダメ」と言う「話のわからない奴」を演じるのは嫌だ、自分が警察官のような気になるというのである。

「ミセス・ダウト」の映画から学びとれるポイントは、カップルの片方がいつも楽しいことをし、もう一方がいつもブレーキをかける役目を負わされるのは不公平だということである。

クリニックに来るあるカップルは、この映画の夫婦と同じパターンにはまり込んでいた。ＡＤＨＤの男性の側がいつもアイディアや考えを持ち出すのであるが、それはとどまるところを知らず無尽蔵に湧き出る。その創造力は驚異的であるが、周りにとってはほとほと疲れる存在でもある。これはカップルが建設的な関係を築けず、他害の影響がマイナスに働いてしまう典型的なパターンである。充分に話し合って問題を明確にし、どこを修正すればよいか決めれば関係は変わるであろう。映画では、ＡＤＨＤの男性が自分の創造性をどうすれば建設的に利用できるかを覚え、極めつけのマイホームパパになったばかりか、大変思いやり深い人間になった。

やはりクリニックに通う患者のひとりが「ミセス・ダウト」のロビン・ウィリアムスのように、エネルギッシュで活動的な男性であった。彼はある朝九時前に、その日やり遂げたい計画を二十七種類持って現れた。明らかにこれは、彼自身、そして妻との関係を大きく破綻に導く計画である。妻はいつも防御態勢を固め、「いいえ、それはできないわ」と言わなくてはならず、「責任をとる人間」の役目を演じ、絶対に気を抜いたり創造性を発揮することは許されず、楽しいことが大好きな呑気な人間になることなど、片時も許されない。

⑥　ひとりになって、自分自身に戻る時間をつくろう。どんな関係でも、一人になり自分自身に戻る多少の時間は絶対に必要である。ＡＤＨＤの人は、たとえやり終えられないにしても、自分のやりたいことをやる、ひとりっきりの静かな時間が必要

だと言う。コンピュータに向かったり、創造性を発揮する文章を書いたり、絵を描いたりしたいのである。

　あるＡＤＨＤの男性はガーデニングが好きであった。庭は雑草だらけで何も育たないのであるが、彼にとってはガーデニングはストレス解消であり、リラックスできるすばらしい自分の時間であった。そのままの庭で彼は満足していたが、残念ながら恋人がいつも、「どうして何も育たないの？どうしてうちの庭はちっともきれいじゃないの？」と質問し、彼の庭いじりの時間を邪魔したのである。

　仕方なく私たちは彼女に、その批判は的はずれだと指摘した。庭に何も育たなくても、それはそれでいいのである。ガーデニングが一種のセラピーの機能を果たしており、ひとりになって英気を養う時間となっているからである。このことを強調してわかってもらってからは、庭は相変わらずの状態であったが、ふたりの間でそのことがストレスの不満の種になることはなかった。

⑦ＡＤＨＤは説明であり、弁解ではない。障害を言い訳にしてはいけないと、繰り返しＡＤＨＤの人に説明している。たとえば糖尿病だからといって、「ベッドは片づけられないし、掃除もできない。この仕事はできない」とは言えないように、ＡＤＨＤも仕事が片づけられない理由にはならない。自分から、この罠に陥らないで

欲しい。ＡＤＨＤの犠牲者になるのはやめよう。

⑧　社交の場でのふるまい方を決めておく。これは些細なことに聞こえるかもしれないが、人との付き合いはカップルにとって大きな意味を持つ場合がある。あるＡＤＨＤの男性は社交嫌いであった。「人の輪に加わると、すべての話に注意を引かれる。そして結局どの会話にもついていけず、自分が場違いのような気がし、家に帰るときは不機嫌でストレスがいっぱいになる」。彼の妻は社交好きで、人付き合いは仕事の一部であり、私生活の重要な部分でもあったので、このことがいつもトラブルの種であった。

言い争いを繰り返した挙げ句、最近になって、どうしたらふたり一緒に人付き合いの場に出かけられるかを工夫した。大勢の人がいる部屋や社交の場に加わったときは部屋の静かな部分に立つ、夕食の席ならなるべくテーブルの端に座るというものである。

この予防措置により、状況がコントロールできるようになり、ふたりの関係はおおいに変わった。結局カップルは招待される機会も増え、以前は苦い思いを抱いて家に帰ったものであったが、最近では上機嫌で帰れるようになったということである。

⑨　できるだけ、愛想よくふるまおう。これはばかばかしいほど当たり前に聞こえるであろうが、とても重要なことである。仕事へ行き、時間に縛られ、同僚、上司、友人、家族の要求を聞かされるという毎日の生活は、たしかに神経をすり減らす。けれど、いつも緊張を強いられる関係ばかりの生活は、ＡＤＨＤの人にとってもっとも望ましくないものである。自分がリラックスできる対人関係をつくる努力をしよう。

人の長所を見つけることは、なめらかな対人関係のコツといえる。それにかかる時間は数秒だが、そのプラスの効果は数時間、時には数日間も続く。

気持ちが落ち込んでいるときに、大切な人に当たり散らしてむっつり黙り込むのではなく、自分の気持ちを相手にうまく伝えられれば、その人との関係を壊してしまうのか、守れるか、の大きな違いが生まれる。たとえば「そのことはちょっと後にしたい」と言えば、「ほっといてくれ」とか、もっとひどい場合には「そばに来ないで」と言うよりもはるかに礼儀正しく、こちらの気持ちも伝わる。感じの良いふるまいは、人との絆を強めてくれる。

⑩　人と関わるために時間を割こう。これは毎日実践する。カレンダーか予定表にパートナーと過ごす時間を書き入れておく。昼食や夕食でも、朝早く、もしくは夜遅

くに向かい合って座る時間でも、共に過ごす機会を予定に組み込んでおけば、問題が起きても手遅れになるのを防ぐことができる。その人との関係が継続させるのに値するものなら、それを保つ努力も引き合うはずである。

5 配偶者がＡＤＨＤだったら

これを読みながら、自分の配偶者にＡＤＨＤのすべての徴候と症状が見られると思っている人もいるかもしれない。パートナーとのあいだでいつも主張が食い違ってけんかが絶えず、しなくてもよい争いをして、埋め合わせに苦労していないだろうか。そういうことはもうやめにして、ふたりがより固く結ばれるにはどうしたらよいかを考えてみよう。

ＡＤＨＤではないかと思う人と一緒に暮らしているなら、この障害の特徴はすべてもうわかっていることであろう。衝動的で、結果を考慮する能力に欠け、人の立場に立つのが不得意で、長期計画を立てられないのはみな、ＡＤＨＤの特徴である。そういう人とのあいだでは、たとえコミュニケーションを完璧に行っても、争いの種は残るかもしれない。

ぎりぎりの時刻になって、ふたりで出席する大事な会合があるとパートナーは言い出すかもしれない。夕食に帰ってこないことをパートナーは言い忘れるかもしれない。仕事で遅くなるときや、週末出かける場合も同じである。そういうことがよく起こるだろうか？土壇場になって何かがかわり、慌てることがあるだろうか？　いつも遅れを取り戻すために追いまくられている気がしているだろうか？

後で慌てるのでなく、前もって予防措置を取るためのアイディアをいくつか提案しよう。

①　パートナーの言動を修正する努力をする。そのためにはまず、パートナーがどうふるまうとふたりの関係がうまくいき、どうふるまうとふたりの仲が険悪になるかを見極める必要がある。これには客観的視点が必要である。対人関係には必ずふたりの人間が関与しているからである。相手がＡＤＨＤ特有の気分に落ち込んでいるときと機嫌が良いときでは、相手の行動に対する自分の反応も異なることを自覚して、客観的に判断するよう努める。

パートナーの言動の区別がついたら、望ましいふるまいをするタイミングについて、注意深く観察する。そして、望ましい行動がより頻繁に現れるようリードしていくのであるが、これは「積極的強化」と呼ばれるテクニックで、大人にも子どもにも効果がある。相手があるプロジェクトに取り組んでやり終えたら、それをほめる。洗濯をしたとか、ゴミを出したとかの些細なことから、部屋の建て増しをしたような大きなことまで、パートナーがそれをやり終えたことを自分がどんなに嬉しく思っているか、確実に伝える。ＡＤＨＤの人がやり終えたことは、どんなに些細なことでも賞賛に値するのである。

② パートナーが始めることをやり遂げられるよう、道筋をつけてあげよう。一日に十個のプロジェクトを計画せずに二、三個にとどめ、ほどよい時間で終わるように計画を具体的に練る。リストに用事が十五も並んでいたら、間違いなくどれもできないであろうが、本当にやり終えて欲しい二個か三個に絞れば、きっとうまくいく。

③ 人付き合いや家の外での活動など、気を散らすもとになるものを制限する。会話への集中が困難で、社交の場に出かけたがらなかった男性の例からわかるように、気を散らす刺激が多い状況での活動は、やり遂げるのが難しいのである。刺激が少ない状況を設定してあげれば、やり遂げる可能性は高まる。

④ ＡＤＨＤを持つ人のパートナーの場合、多くの人の理解を得られるよう手を貸す。ＡＤＨＤの典型的な特徴は、不注意、衝動性、注意散漫であるが、そこから二次的

に生まれる問題として、抑制がきかず社交の場でのふるまいが下手なことがあげられる。このためパートナーは、親密な対人関係を確立することが難しいのである。パートナーを助けることになる。パートナーが会話を邪魔したり、独占しているときに、そっと知らせてあげるのも大きな助けとなる。友人や家族にＡＤＨＤの特徴を説明するのは、パートナーを助けることになる。

Ａ Ｄ Ｈ Ｄの人はブリッジやゴルフをしていても、自分が飽きるとゲームが終わる前にやめてしまったりするが、そういうときもうまくリードしてあげる。ぼんやりしていたり、注意を逸らされているときも、同じである。周りの人に、どうやったらパートナーの関心をつなぎとめられるのかを示すのもよいであろう。

⑤　最後に、そしておそらくもっとも重要なのは、あなたはＡＤＨＤという障害を持つひとりの人間の友人、仲間、協力者であるだけでなく、弁護人にもならなければいけない。結局、あなた以上にパートナーのことを心配する人はいないし、パートナーの側に立って行動できる人もいない。パートナーの親ではなくても、友人であり、弁護人なのである。このように考えれば、いやでしょうがない「いやらしい警官」の役回りも、別の捉え方ができるのではないだろうか。

6　ＡＤＨＤの自己診断用チェックリスト

(1) 与えられた仕事をやり遂げられない
(2) 自営業ではない
(3) 仕事をよく替わる
(4) 職場での評価が低い
(5) 仕事を順序立てて行えない
(6) 家事をこなせない
(7) 自己評価が低い
(8) やりかけの仕事をおいてほかの仕事を始める
(9) ひとりで仕事を片づけられない
(10) 肉体的に危険な活動をする（スカイダイビングなど）
(11) 忍耐力が足りない
(12) 友情が長続きしない
(13) したいことを先に延ばせない

⒁　注意力を持続できない
⒂　考えずに衝動的に行動する
⒃　非常に活発（多動）である
⒄　自分の行動が将来招く結果を考えない
⒅　大学に入るのが難しい
⒆　大学を卒業するのが難しい
⒇　記憶力と学習能力に問題がある
(21)　アルコール、マリファナ、コカインなどを常用する
(22)　法律に違反するような問題を起こしたことがある
(23)　交通事故でよくつかまる（年一度以上）
(24)　交通事故を頻繁に起こす（年一度以上）
(25)　うつ病になったことがある
(26)　不安障害になったことがある
(27)　家族の中にＡＤＨＤの人、もしくはＡＤＨＤの症状が見られる人がいる
(28)　子どもがＡＤＨＤであると診断された
(29)　よく方向がわからなくなったり、迷子になる

(30)　子どもの頃、学校での適応が大変だった

以上の項目の八つ以上当てはまったら、ＡＤＨＤの可能性があるので医師の診断を勧める。

第六章

ＡＤＨＤと合併症状（comorbidity）

1　ＡＤＨＤと合併症

ＡＤＨＤの治療がうまくいくためにも、ＡＤＨＤに伴う合併症をよく読み取らなければいけないものと思われる。

たとえば全般性不安障害とＡＤＨＤはともに集中力は困難であり、そしてまた落ち着きのなさというのはＡＤＨＤにもみられ、かつまた全般性不安障害にもみられる。同様に集中力の低下はうつ病にもみられると同時にＡＤＨＤにもみられる。活動性の増大や刺激に対する逸《そ》らされ易さというものも、ＡＤＨＤのみならず躁病にもみられるものである。いらいらするということに関しても、反抗挑戦性障害にも強くみられるものであり、ＡＤＨＤとの区別は困難なことも多い。

このような合併症を考えると、ＡＤＨＤを十分に診断するためにさまざまな評価尺度が作られている。親が診断するテストや教師が診断するテスト、あるいは思春期になって自分が評価する尺度、このようなものがアメリカではたくさん作られており、これらを使いながらＡＤＨＤの純粋な診断がなされなければいけないものである。

薬物療法で、中枢興奮剤の効果はきわめて高いものである。バークレイ（Barkley、一九九〇）が示したデータによると、ADHDの子どもの七五%はメチルフェニデートつまりリタリン、デキストロアンフェタミン、両者ともにADHDの注意障害や多動、衝動性が低下し、親の評価尺度でそれらの症状が低下していることが確かめられている。しかも副作用は僅かである。この薬を使うことによって、チックや不眠症、食欲低下といった副作用が出た場合には、この薬を止めなければならない。

ある中学三年の男子がADHDと診断された。彼はもともとチックがあったが、その当時はチックはみられなくなっていた。リタリンを投与すると目覚ましく集中力は高まり、顔色もよくなり、成績が急に上がったと喜んでいたのであったが、しかし代わりに目のチックが現れ、目が開けていられないほどになってしまった。結局リタリンを二錠から一錠にせざるを得なかった。

表1はアンフェタミン、あるいはメチルフェニデートの投与の仕方を計画したものである。体重は二五kg未満と二五kg以上にわけ、それぞれの妥当な投与量を決めている。一週、二週、三週、四週までの投与の量も表に記してある通りである。また朝と昼に分けて投与されるが、四週間かけて次第に増量させていくものである。例えばアンフェタミンの場合、二五kg未満の場合には、最初の週は朝二・五mgを投与する。二週目には朝五mgと倍にする。三週目になると朝一〇mgか朝と昼に五mgを投与する。

	アンフェタミン		メチルフェニデート	
体重	25kg未満	25kg以上	25kg未満	25kg以上
1週	朝2.5mg	朝5mg	5mg	5mg
2週	朝5mg	朝10mg	10mg	10mg
3週	以下から選択 1）朝10mg 2）朝と昼に5mg	以下から選択 1）朝15mg 2）朝10mg、昼5mg 3）朝と昼に7.5mg	15mg	15mg
4週	なし	以下から選択 1）朝20mg 2）朝と昼に10mg	なし	20mg
投与の指針	アンフェタミンの作用は持続時間が長いので、最初の何週間かは朝のみの服用とする。薬の作用の持続時間が明らかに短い患者については、次の2週間は昼も投与できる。アンフェタミンに対する反応が認められない場合は、メチルフェニデートの試用を開始する。		午後の行動に問題がないと両親が明らかに指示した場合を除き、メチルフェニデートは1日3回（朝、正午、16時）投与する。医師は16時の投与量を減らすことができる（正午の投与量の半分）。メチルフェニデートに対する反応が認められない場合は、アンフェタミンの試用を開始する。	
各週末の評価基準	教師による教室での評価／親による評価（放課後）による評価／（週末）副作用基準			
長期の投与量	初期投与の後、副作用が許す限り最大量を滴定してもよい。特別の場合を除き、メチルフェニデートは60－80mg、アンフェタミンは40－50mgを投与量の上限とする。投与量が多い場合は、認知面の毒性を監視する。			

表1．精神興奮薬によるＡＤＨＤ治療のアルゴリズム

二五kg以上の場合には、四週目までその計画は立てられる。メチルフェニデートも同じような形で計画されるものである。

また、教師や親による放課後と週末の評価、それは副作用を記すことによって投与量を考えてみるということになり、アンフェタミンを使うかメチルフェニデートを使うかもこのような副作用から考えるものである。

イミプラミン、つまりトフラニールなどの抗うつ剤の場合には、その体重一kgあたり一mgを投与するという計算で処方される。通常は一日に二回投与される。朝早くと夕方である。

2 ＡＤＨＤと反抗挑戦性障害及び行為障害との合併

反抗的な行動と攻撃性、あるいはまた反社会的な行動というものはＡＤＨＤと頻繁に合併するものである。つまりcomorbidityとして多いものである。それらは親や教師を悩ます症状である。行為障害がＡＤＨＤと果たして独立した精神障害であるかどうかという議論がなされたものである。広範囲な研究によって、ヒンショー（Hinshaw）は一九八七年にこの両者は明白に違ったものであることを発表した。もちろんオーバーラップはきわめて多いものである。

表2に見る如く、ＡＤＨＤと反抗挑戦性障害及び行為障害の重複の各研究者のデータが載せてある。

反抗挑戦性障害及び行為障害を考えると、年齢が十歳を超えた方がより妥当なデータだと思われる。その面から考えると、ザットマリ（Szatmari）の一九八九年のデータが比較的妥当かもしれない。それによると、反抗挑戦性障害ないし行為障害とＡＤＨＤの合併は五〇％、ＡＤＨＤを伴うＯＤＤ（反抗挑戦性障害）／ＣＤ（行為障害）の子どもは三七％となっている。

その他、シェピロ（Shapiro）とガーファンケル（Garfinkel）の一九八六年の調査ではＯＤＤ／ＣＤを伴うＡＤＨＤの子どもは六〇％、ＡＤＨＤを伴うＯＤＤ／ＣＤの子どもは五五％となっており、こちらの方が重複する率は高いものである。

ＡＤＨＤを伴うＯＤＤ／ＣＤの子どもというのは、ＯＤＤ／ＣＤの方がＡＤＨＤよりもより目立つ症状であり、ＡＤＨＤは副次的なものという意味であり、逆にＯＤＤ／ＣＤを伴うＡＤＨＤの子どもというのは、ＡＤＨＤが主であり、ＯＤＤ／ＣＤは二次的なものという意味である。

トータルとして見ても、ＯＤＤ／ＣＤを伴うＡＤＨＤの子どもというのは、最低で

研　究	年齢の範　囲	研究の種　類	ODD／CD を伴う ADHD の子ども	ADHD を伴う ODD／CD の子ども
McGee et al.（1984a, 1984b）	7	疫学的	61%	58%
Szatmari et al.（1989）	4－11	疫学的	42%	87%
Szatmari et al.（1989）	12－16	疫学的	50%	37%
J. C. Andersen et al.（1987）	11	疫学的	47%	35%
Bird et al.（1988）	4－16	疫学的	57%	47%
S. K. Shapiro & Garfinkel（1986）	7－12	疫学的	60%	55%
Reeves et al.（1987）	5－12	臨床的	53%	85%
Koriath et al.（1985）	4－13	臨床的	29%	65%
Milich et al.（1987）	6－12	臨床的	15%	66%

表2．ＡＤＨＤと反抗挑戦性障害（ＯＤＤ）および行為障害（ＣＤ）の重複

一五％、最高で六一％となる。またＡＤＨＤを伴うＯＤＤ／ＣＤの子どもたちは最低で三七％、最高で八五％ということになる。このデータをみる限り、ＡＤＨＤとＯＤＤ及びＣＤの関係、つまりＡＤＨＤと反抗挑戦性障害及び行為障害の合併はきわめて高いというべきものである。

この表によれば、また約半分のＡＤＨＤは反抗挑戦性障害や行為障害を持っていることがわかる。十二歳以下のＯＤＤやＣＤの診断基準を満たしている子どもの多くは、ほとんどＡＤＨＤの診断も満たしていると言えるものである。純粋なＯＤＤ／ＣＤのケースも多少みられるようである。

クライン（Klein）は一九九七年に純粋なＣＤの子どもを見つけようとした。その調査で、ＣＤの子どもの六九％はＡＤＨＤを合併していることがわかった。

リーヴ（Reeves）、ウェリー（Werry）、エルキンド（Elkild）、ガメトキン（Gametkin）は一九八七年、あるいはザットマリ（Szatmari）らは、一九八九年に思春期前でＣＤを持っている子供たちの八〇％はＡＤＨＤも持っていることを明らかにした。その研究では、ＣＤを持っている思春期前の子どもたちは全てＡＤＨＤを持っているということを発表している。

次にＯＤＤとＣＤがどういう関係になっているかが問題になる。ＣＤの子どものほとんどは、以前にはほとんどＯＤＤを持っているという発表もある。しかし、必ずしも全てのＯＤＤを持っている子どもがＣＤに発展するわけではない。つまりＯＤＤからＣＤに向かうのは八〇％以上である。人によっては、攻撃性というものがＣＤの症状が出現する最初の症状ではないかと考えている。それは大体七歳前後といってよい。このように、初期の攻撃性というものはＯＤＤの前駆症状であり、やがてそれはＣＤに向かうものと一般的に考えられるようになっている。

ＯＤＤとＣＤは共に親の問題が多くみられるものである。例えば薬物濫用、あるいは反社会性人格といったものが親にみられることが多い。しかしＣＤの子どもの方が、より家族問題が顕著であると言わざるをえない。

学力の面で調べると、ＡＤＨＤにＣＤが加わった群とＡＤＨＤ単独の群をMcGeeらは一九八四年に調べている。それによると、ＡＤＨＤにＣＤが加わった群の三七％は読書能力に障害があり、ＡＤＨＤ単独では一九％であった。

また、モフィット（Moffitt）とシルヴァ（Silva）は一九八〇年の研究で、純粋なＡＤＨＤとＡＤＨＤに非行が加わっている少年たちを調べたところ、非行を伴ったＡＤＨＤは幅広い神経学的な検査で障害が見出されている。発語障害、あるいは視覚運動障害、視覚空間把握障害、言語的な記憶という領域で、非行を伴ったＡＤＨＤは純粋なＡＤＨＤに比べると障害が多く見られると発表されている。

純粋なＡＤＨＤとＣＤを伴ったＡＤＨＤの場合の神経学的な障害というのは、あまり差はみられないものであった。しかし家族を調べると、純粋なＡＤＨＤに比べて、ＣＤを伴ったＡＤＨＤは家族のストレスや精神病理的な症状を持った家族がはるかに多くみられるものであった。つまり両親の離婚、別居というものがはるかにＡＤＨＤとＣＤの組み合わせに多くみられた。

ＡＤＨＤとＣＤの関係についてアメリカの調査をみると、ＡＤＨＤとＣＤを持った子どもたちの兄弟には、ＡＤＨＤとＣＤの両方を持っていることが多かった。しかし、ＡＤＨＤだけを持った子どもの兄弟には、ただ多動性だけが目立った。このようにして、ＣＤを伴うＡＤＨＤとＣＤを伴わないＡＤＨＤは、ＡＤＨＤの異なる遺伝タイプであることがわかる。

オーガスト（August）、スチュワート（Stewart）、ホームズ（Holmes）は、一九八三年に次のような調査をしている。彼らは二種類の多動児のサンプルを考えた。一つは純粋な多動、もう一方は攻撃性である。これを追跡調査をして、各被験者が平均で十四歳になった時のことを発表している。

それによると、多動と攻撃性を持ったグループは、より一層反社会性あるいは反抗挑戦的な行動が多くみられ、多動だけのグループでは、薬物濫用やアルコール濫用のケースは全くみられなかった。他方、多動—攻撃性グループは、三〇％が薬物濫用の症状を持っていた。

このような結果を見てみると、ＡＤＨＤとＣＤの合併は、この症状の問題性をより大きくしていることがわかる。ＡＤＨＤとＣＤを持った子どもというものは、ＡＤＨＤ単独の子どもたちに比べると家族が混乱し、高いストレスを持っている家庭にいることがわかる。

ＡＤＨＤとＣＤの合併症は、反社会性人格障害の両親を持っていることが多い。また薬物乱用者も多い。ＡＤＨＤとＣＤの合併症は、ＡＤＨＤ単独に比べるとＩＱが低く、そして学習障害や神経学的障害においても幅広く問題が見られるようであった。ＡＤＨＤとＣＤの子どもたちは、かくて反社会性人格障害に向かう傾向が高いものである。また、その他の人格障害や犯罪、薬物濫用に向かっていく傾向がＡＤＨＤ単独よりも多いことがわかる。

薬物のことをいうならば、ＡＤＨＤとＣＤの合併した子どもたちの注意障害、多動性がメチルフェニデート、つまりリタリンがよく反応したということがわかっている。しかし目立った逸脱行動は中枢興奮剤、例えばメチルフェニデート（リタリン）にはあまり反応しないことがわかっている。恐らく盗むとか喧嘩をするということは、子どもの心理社会的な環境に影響を受けているものであって、したがって中枢興奮剤にはあまり反応しないと考えられる。

ヒンショウ（Hinshaw）は一九九一年の調査研究から、中枢興奮剤の反社会性的行動に対する効果に関して驚くべき結果を発表している。つまり、中枢興奮剤は反社会的な行動にも影響を及ぼすということである。また、クラインも一九九七年にリタリンをＡＤＨＤとＣＤの合併した子どもたちや思春期の子どもたちに投与し、反社会的な症状が顕著に低下したことを報告している。

ＡＤＨＤ及び行為障害に関する薬物療法は、目下急速な勢いで研究が進んでいるものである。中枢興奮剤を使うのは、まずは最初の選択として妥当であり、その他βブロッカー、リーマス（炭酸リチウム）なども使う。さらに抗てんかん剤のカルマバゼピン（テグレトール）、あるいはデパケンなどを使う。しかしフェニトニンなどはあまり効果がないことが明らかになっている。

その他、抗精神病薬も使われる。抗精神病薬の中ではハロペリドール（セレネース）が一番よく使われ、その効果も認められている。そしてそれは、リタリンなどの中枢興奮剤と一緒に使って攻撃性を低下させることも十分確かめられている。

リタリンはドーパミンを増やす薬であり、ハロペリドールはドーパミンを減らす薬である、という意味で矛盾しているものであるが、未だ我々は薬の作用が十分にわかっているものではない。特に脳内ホルモンとの関係がわかっていないだけに、経験的な調査で確かめざるをえないが、少なくともハロペリドールと中枢興奮剤の二つを使った治療方法は、攻撃性を主としたＡＤＨＤに有効なことがわかっている。

かつて、この両方を使うということに関して反対をする者があったが、現在は実証できる研究によって問題はないということであり、むしろ好ましいと言われている。特にハロペリドールはメチルフェニデートなどの中枢興奮剤と同じように、ＡＤＨＤと行為障害の人たちの攻撃行動に有効であることが確かめられている。

その他、抗精神病薬のリスペリドン（リスパダール）が有効であることも報告されている。薬の包括的な使い方については図2に示してある。

ＡＤＨＤとＣＤの合併した子どもたちに、どう薬を与えたらよいのであろうか。もっとも彼らは攻撃性と反社会性を帯びた行動を伴っている。それはＣＤの症状である。

薬のフロチャートであるが、まず中枢興奮剤を投与するのが当然のものである。既に述べたように、中枢興奮剤は攻撃性や反社会的な行動にも効果があると共に、注意障害や多動にも効果があるものである。ここではメチルフェニデートとデキストロア

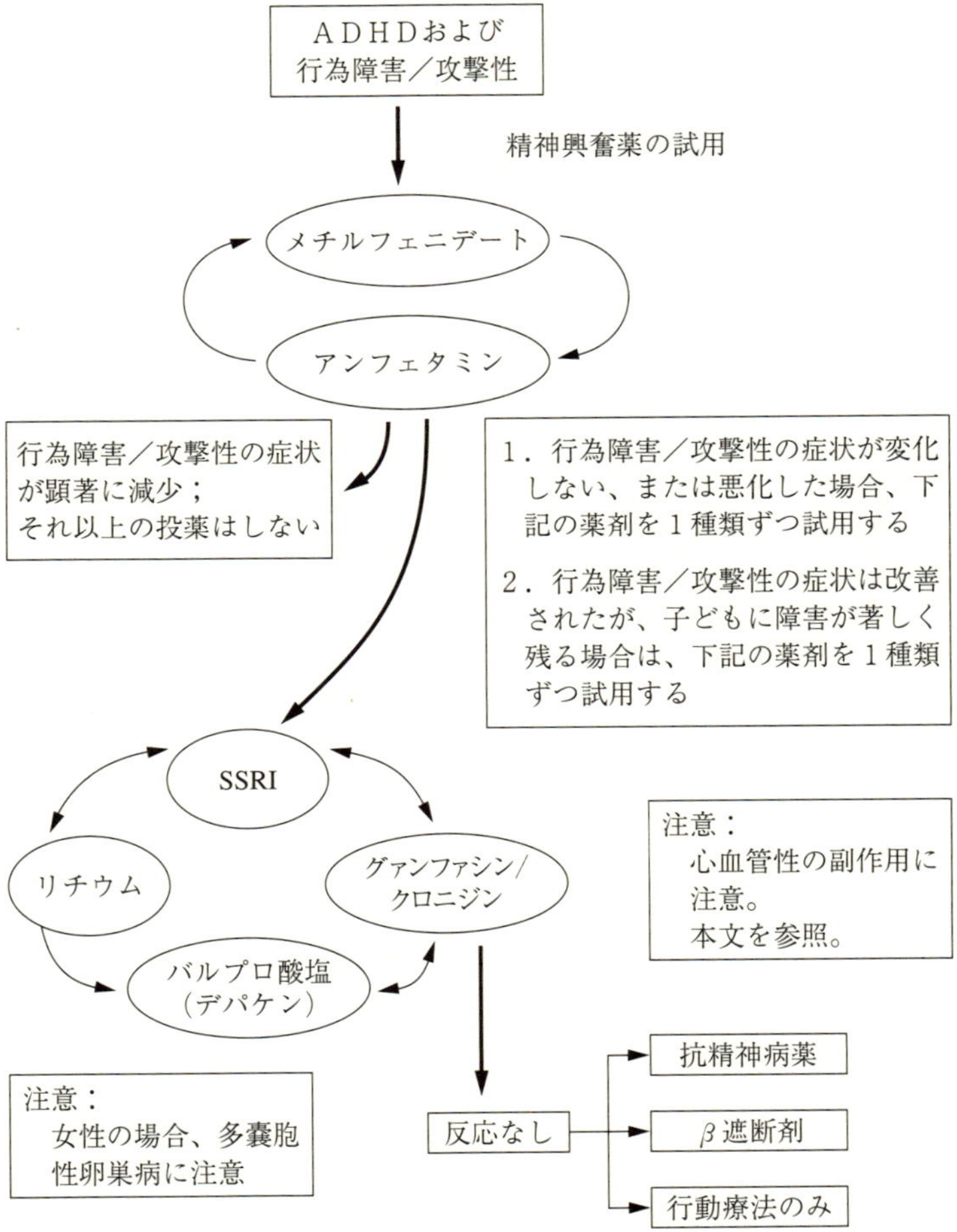

図1．行為障害／攻撃性の同時罹患に対する精神薬理的療法の決定方法

ンフェタミンの二つの中枢興奮剤があげられているが、日本ではデキストロアンフェタミンは使われていないので、メチルフェニデートだけを当面は考えなければならない。

中枢興奮剤が部分的にしか効果がなかったり、あるいは全く効果がないということになれば、次にはＳＳＲＩやデパケン、リチウムなどが使われるようになる。もちろんカルバマゼピン（テグレトール）も考慮すべきである。それでも効果のない場合には抗精神病薬、ハロペリドールあるいはリスペリドンなどを考えなければならない。あるいはβ遮断剤のインデラルも考慮すべきである。そして全くこういうものにも反応がない場合でも、行動療法はいつも続けることが必要である。

3　感情障害との関わり

ＡＤＨＤの子どもたちは、盗みや喧嘩、あるいは反抗的な行動、癇癪などを示した場合には、時に罪悪感を感じ、うつ病や不安を示すものである。体重減少、あるいは自殺未遂、罪責感、焦燥感などがみられる。

表3には、ＡＤＨＤとうつ病の合併率が記してある。この場合、ＡＤＨＤと反抗挑

研　究	研究の種　類	うつ病を伴うADHDの子ども	ADHDを伴ううつ病の子ども
J. C. Anderson et al.（1987）	疫学的	15%	57%
McGee et al.（1990）	疫学的	0 %	0 %
Bird et al.（1993）	疫学的	27%	48%
Costrello et al.（1988）	疫学的	9 %	13%
Gittelman et al.（1985）	臨床的	3 %	—
Biederman, Faraone, Keenan, et al.（1991）	臨床的	33%	—
Biederman, Munir, Knee, et al.（1987）	臨床的	32%	—
Biederman et al.（1992）	臨床的	36%	—
Alessi & Magen（1988）	入院患者	—	大うつ病性障害 25% 気分変調性障害 22%
Jensen et al.（1993）	臨床的	38%	—
Kovacs et al.（1984）	臨床的	—	23%

表3．うつ病性障害とＡＤＨＤの重複

戦性障害、あるいは行為障害がつきものであり、多かれ少なかれＡＤＨＤにはこのような二つの障害が合併しているということを理解していただきたい。

表3を見る限り、うつ病の障害はかなり多くみられるといってよい。特にうつ病を伴うＡＤＨＤの子ども、つまりＡＤＨＤが主体でうつ病が副次的に出ているという場合には、最低はマギー（McGee）の〇％というのがあるが、うつ病とＡＤＨＤの合併が〇％というのはいささか信じがたいものである。その他、低いところではギッテルマン（Gittelman）の三％というのがあるが、最高はジャンセン（Jensen）の三八％、ビーダーマン（Biederman）の三六％が高いところである。大体数十％はみられるというのが常識の線であろう。

また、ＡＤＨＤを伴ううつ病の子どもたち、この場合はＡＤＨＤが副次的な症状であり、うつ病が主体となるものであるが、この場合でも、うつ病の発現率で最も高いのはアンダーソン（Anderson）の五七％であり、アレッシー＆マーゲン（Alessi & Magen）の調査では、大うつ病は二五％、気分変調性障害は二二％というデータを出している。この場合、データで一番高いのはアンダーソン（Anderson）の五七％であり、次いでバード（Bard）の四八％である。この場合にもうつ病は数一〇％出るものと考えられる。

ＡＤＨＤにうつ病が伴っているという場合も、ＡＤＨＤを伴っているうつ病とされる診断も、そのうつ病の出現率はそう大きく変わるものではないようである。

ＡＤＨＤにおけるうつ病を調べる際に、混同してしまうのはＡＤＨＤの焦燥感というものがうつ病でもみられるし、ＡＤＨＤにもみられるということである。この場合、ＡＤＨＤやＯＤＤの焦燥感というものは、時間が短期間であり、状況に依存するものである。しかしうつ病の焦燥感というものは、いつもその症状がみられるものである。

精神運動面での焦燥感や集中力の低下というものは、度々ＡＤＨＤの多動、あるいは注意障害と混同されるものである。ただ、うつ病の場合には、うつ病が消失してしまえば症状は遠ざかるものである。症状の年齢と発症のタイミングというものが、ＡＤＨＤがうつ病とオーバーラップしているかどうかを知るのに重要な要因である。

ＡＤＨＤは七歳までに診断基準を満たしていなければいけない。かくて七歳以上の子どもで集中力の低下や注意力の障害がみられなかったとして、うつ病になってからそのような症状が出たとするならば、その集中力の低下というのはうつ病の症状とみなすことができる。このことは、衝動―多動性の症状がない時には特に正しいことである。

また、子どものうつ病というものを心理テスト、特に投影法によるテストで診断しようとすることは危険なことである。ＤＳＭ－Ⅳの診断基準に合わなければ感情障害の診断はなすべきではない。

うつ病とＡＤＨＤは全く別なのか、あるいは共通した遺伝素因のようなものがあるのかどうかという研究に関しては、うつ病とＡＤＨＤは全く独立したものであることが発表されている。また、うつ病はＡＤＨＤの症状が出てからかなりの年数が経ってからしか現れないものである。そのことからもまた、ＡＤＨＤとうつ病が独立したものであることがわかるのである。

感情障害を持つ子どもに三環系抗うつ剤が効くかどうかということは、そのようなことを証明する資料はない。しかしながらＡＤＨＤに三環系抗うつ剤が有効であるということは示されている。三環系抗うつ剤はもう少し年齢が高くなった児童期、あるいは思春期のうつ病に効果があるものである。

三環系抗うつ剤と中枢興奮剤を同時に併用して使うことはすべきではない。しかし気分障害が中枢興奮剤だけで十分治ったとするならば、感情障害の診断は問題となるかもしれない。感情障害を持つＡＤＨＤは中枢興奮剤を使うともっとうつ状態になってしまうものである。感情障害それ自体は、中枢興奮剤を治療に使ってはいけないということにはならない。

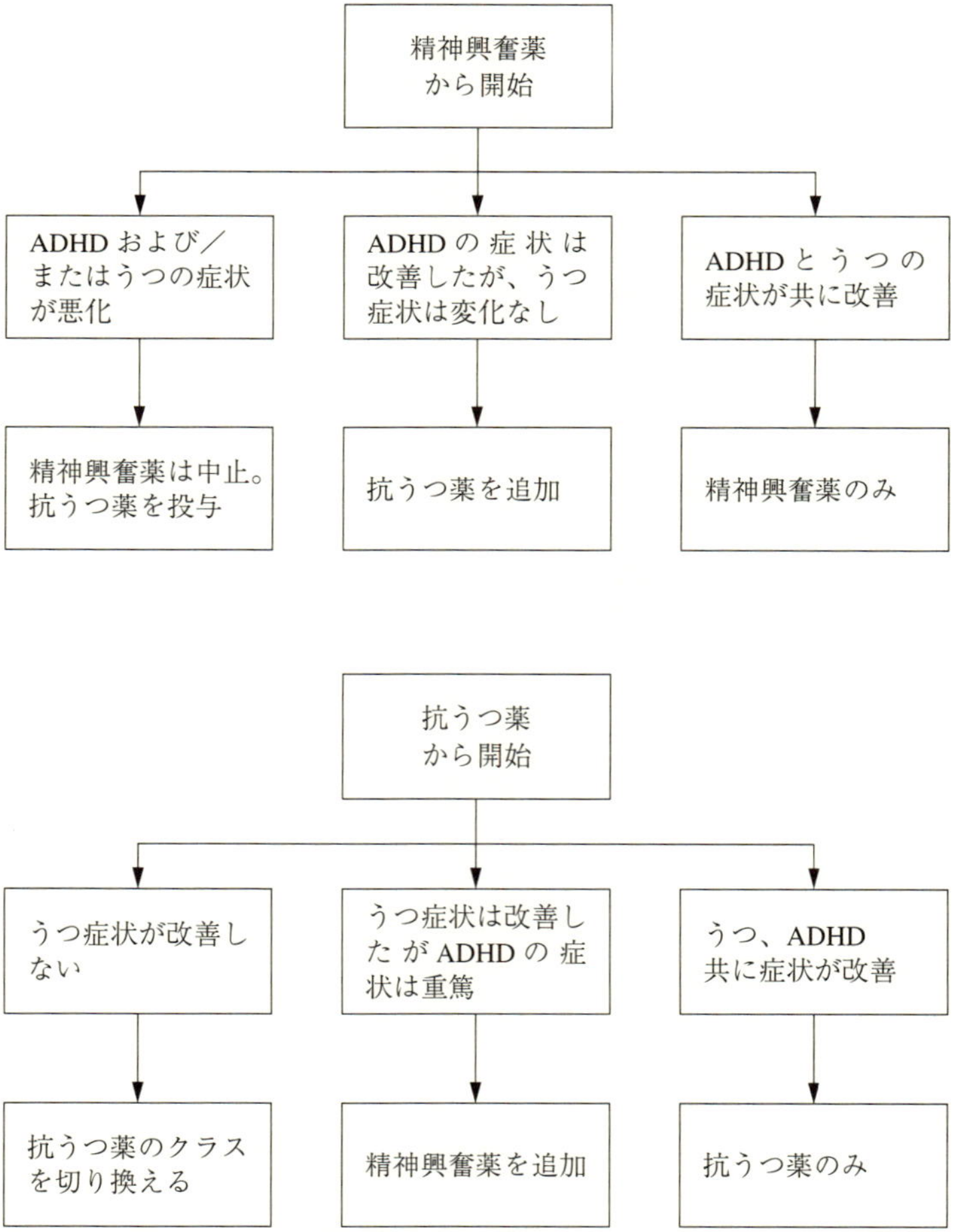

図２．ＡＤＨＤと大うつ病を同時罹患した子どもに対する薬物の選択方法

ＡＤＨＤとうつ病が合併している子どもには、まず中枢興奮剤の投与から始めてみる。ＡＤＨＤとうつ病の症状が両方とも悪くなるならば、中枢興奮剤の使用を止め、抗うつ剤に変えるべきである。またＡＤＨＤの症状が改善し、うつ病の変化がないとするならば、中枢興奮剤に抗うつ剤を加えるべきである。ＡＤＨＤとうつ病が共に改善した場合には、中枢興奮剤だけにしておくべきである。

また、抗うつ剤の投与から始めるとする場合は、うつ病が改善しない場合には別の抗うつ剤を使ってみる必要がある。うつ病の症状が改善し、ＡＤＨＤが深刻な場合には中枢興奮剤を追加すべきである。また、抗うつ剤を加えることによってうつ病とＡＤＨＤの症状が改善するならば、抗うつ剤を投与するだけにしておくべきである。

４　ＡＤＨＤと双極性障害の薬物療法

ＡＤＨＤに躁病が加わった場合には、躁病の症状が全て揃っているかどうか、まず考えなければいけない。多幸性や誇大妄想といった症状と五時間以下の睡眠でよいといった場合には、まず気分を安定させる薬から始めるべきである。デパケン、あるいはリチウムがその適用である。デパケン、リチウムに部分的に反応した場合には、二

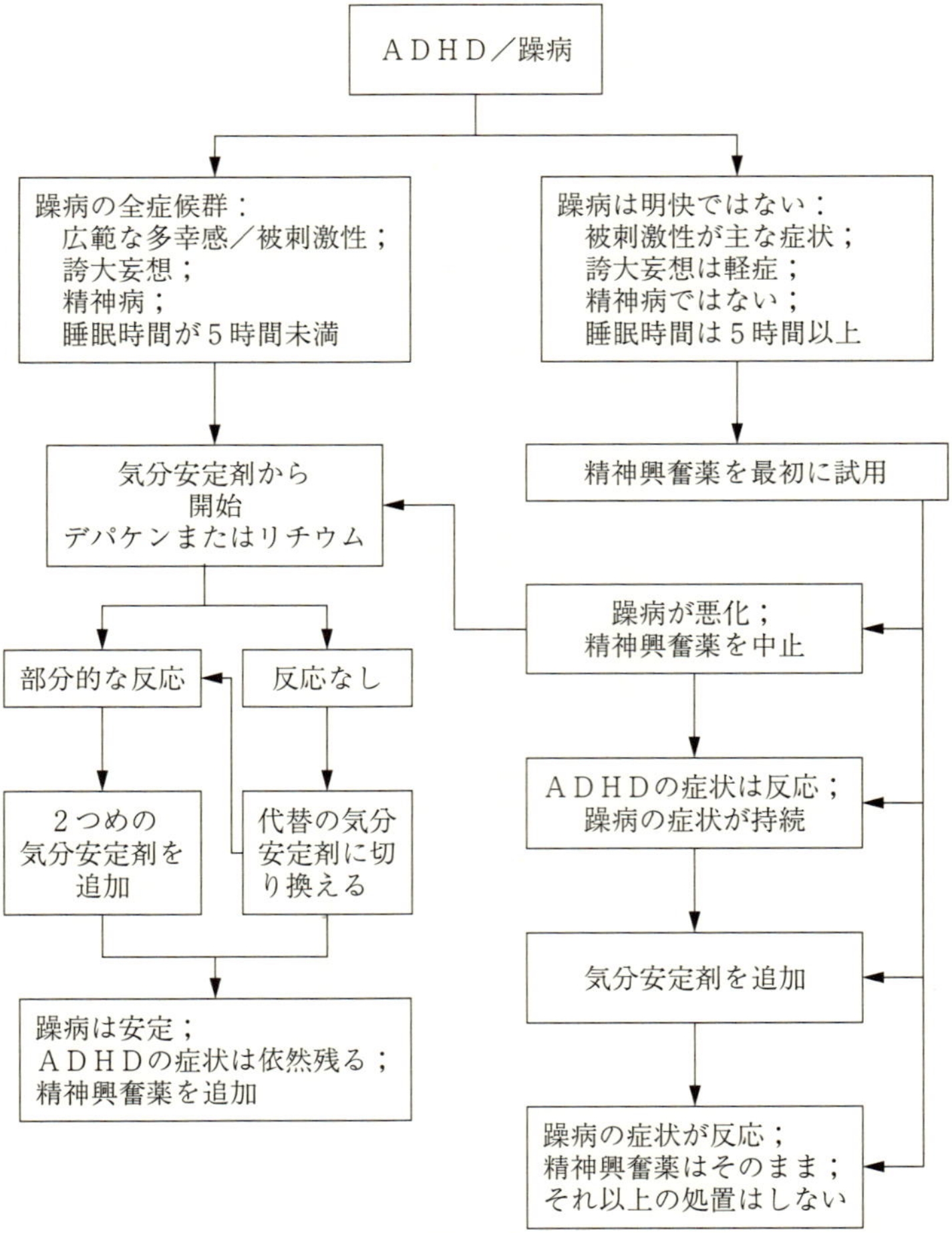

図３．ＡＤＨＤと躁病を同時罹患した子どもに対する薬物療法の決定方法

番手の気分を安定させる薬を追加すべきである。また、デパケンやリチウムで躁病が全く抑えられない場合には、別の気分を抑える薬を考えなければならない。

躁病が安定し、ＡＤＨＤの症状がみられる場合には、今まで述べてきた薬のほかに中枢興奮剤を使うべきである。躁病がはっきりせず、焦燥感が主な症状の場合、そしてまた誇大感が穏やかな場合、睡眠時間が五時間以上みられるといった場合には、まず中枢興奮剤を試してみるべきである。そのことによって躁病が悪くなった場合には、中枢興奮剤を止めるべきである。

また、ＡＤＨＤの症状がすぐに良くなり、躁病の症状がなお続く場合には、躁病を抑える薬を追加すべきである。躁病の症状が良くなり、躁病を抑える薬が功を奏した場合には、中枢興奮剤をそのままにすべきである。

5　不安障害とＡＤＨＤ

不安障害は子どもの精神障害にはきわめて一般的なものであり、ＡＤＨＤとのcomorbidity つまりオーバーラップはかなり高いものである。表4にみられる如く、ＡＤＨＤの子どもの四分の一は少なくとも一つの不安障害を持っているものである。

同様に不安障害を持っている子どもの四分の一はＡＤＨＤを持っているのである。

疫学的な研究では、コーエンらは一九九三年に少女の一五％、少年の一三％はＯＡＤ（Over Anxiety Disorder）つまり過度な不安障害の診断基準に達しており、それは十歳までである、と発表している。しかし十八歳になると、少年は五％しかみられなくなり、少女は一三％の高さで維持されている。少年少女の一二％は分離不安の診断基準に合致するものであり、それは十歳までのデータである。しかし十八歳になると三％に低下するのである。

小児期には、過剰な不安障害は子どもには一般的であるが、パニック障害はきわめて稀である。それらは思春期になってようやく見られるようになるものである。

表４にみられるように、ＡＤＨＤが不安障害を持っている率はほぼ三〇％を下回るレベルで、大体二八％か二九％のところに合併するようである。また不安障害の子どもで、ＡＤＨＤを持っている率は九％～三五％まで広がっている。

薬物療法については、ＡＤＨＤの症状が顕著であり、それが不安障害よりも目立つ場合には、まず中枢興奮剤を投与することになる。そしてＡＤＨＤが改善し、不安障害があまり変わりないならば、ＳＳＲＩを加えることを考えるべきである。ＡＤＨＤの反応が全くなく、あるいはまた逆に悪化した場合には、これは不安障害がＡＤＨＤ

研　究	研究の 種　類	不安障害を 伴う ADHD の子ども	ADHD を伴う 不安障害の 子ども
Anderson et al.（1987）	疫学的	26%	24%
Bird et al.（1988）	疫学的	23%	21%
Pliszka（1989）	臨床的	28%	−
Strauss et al.（1988）	臨床的 12歳未満 12歳以上	 − −	 35% 9%
Last et al.（1987）	臨床的 分離不安 過剰不安 分離不安/過剰不安	 − − −	 23% 15% 24%
Biederman et al.（1991）	臨床的	30%	−
Faraone et al.（1991b）	臨床的	29%	−
Biederman et al.（1992）	臨床的	29%	−

表４．不安障害とＡＤＨＤの重複

の症状よりもより顕著であるとみなすことができ、まずSSRIを投与すべきである。それで反応が出ないとするならば抗うつ剤を止め、中枢興奮剤の投与を考えるべきである。また、不安が改善し、ADHDが問題であるとするならば、抗うつ剤に中枢興奮剤を加えてみるべきである。

6　チックと強迫性障害

ADHDとチックないし強迫性障害のオーバーラップ、つまりcomorbidityを扱うものである。

OCDつまり強迫性障害はチックと同じ遺伝的要因を共有している、たくさんの証拠がある。チックとADHDのオーバーラップも我々には馴染みのものであり、多くの臨床家は知っているものである。しかしながら、どの程度この両者が同じ病因論的要素を共通して持っているかということに関しては、論議はさまざまにみられるものである。

OCDとADHDのcomorbidityの研究は全くなされていない。ADHDとOCDは全く逆の病気のようにみえるからだと思われる。ADHDの子どもは言うまでもなく衝動的で、コントロールされていないものであり、そして恐怖がない。しかしながらＯＣＤの人たちは過度にコントロールされ、儀式的であり、神経症的である。にもかかわらず、ＯＣＤの子どもたちの研究を調べてみると、ＯＣＤは行為障害や反抗挑戦性障害といった破壊的行動障害とのオーバーラップがきわめて高いことがわかる。

まず、チックのうちトゥーレット症候群について調べてみる。トゥーレット症候群は慢性的な運動チックとボーカルチック（音声チック）を含んだ障害である。トゥーレット症候群は以下のような診断が要求される。

(1) 運動チックとボーカルチックが一日に何回も起こること。
(2) チックは良くなったり悪くなったりし、しかし決して三ヶ月以上なくなるということはない。
(3) チックの発症は十八歳以上である。
(4) チックは患者を不愉快にし、そして社会的にも機能が低下するものである。

トゥーレット症候群の疫学は、ハイミス（Himis）とカミングス（Comings）が一九九〇年に三〇三四人の学生を調べた。そしてトゥーレット症候群が高い率でみられることを見出している。つまり一％の少年、〇・一三％の少女たちは、このトゥーレット症候群を持っていたのである。

ケイン（Ｃａｉｎｅ）らの一九八八年の報告によれば、十四万人の小学生を調べ、その内四一人がトゥーレット症候群であったことがわかった。つまり点有病率は一万人に二・九人ということである。また、発症年齢の平均は七歳である。かくて小学生の約〇・〇三％の生徒がトゥーレット症候群であることがわかった。

驚くことに、カミングス（Comings）の一九九〇年の研究によれば、チックの患者の一〇〇％がＡＤＨＤの診断を満たすというのである。かくてＡＤＨＤとチックの症状は遺伝的に同じものを有していると考えられ、トゥーレット症候群を示す遺伝因子は同時にＡＤＨＤをも表現すると考えられた。

ケイン（Caine）らの一九八〇年の調査では、四十一人のトゥーレット症候群患者のうち十一人がＡＤＨＤであった。ロバートソン（Robertson）、トゥリンブル（Trimble）、リーズ（Lees）らは一九八八年にトゥーレット症候群の患者の四九％がＡＤＨＤであることがわかった。しかもチックが生ずる二・五年前にＡＤＨＤが発症しているというのである。

トゥーレット症候群の子どもたちは非常にコントロールがしにくく、また多動であ

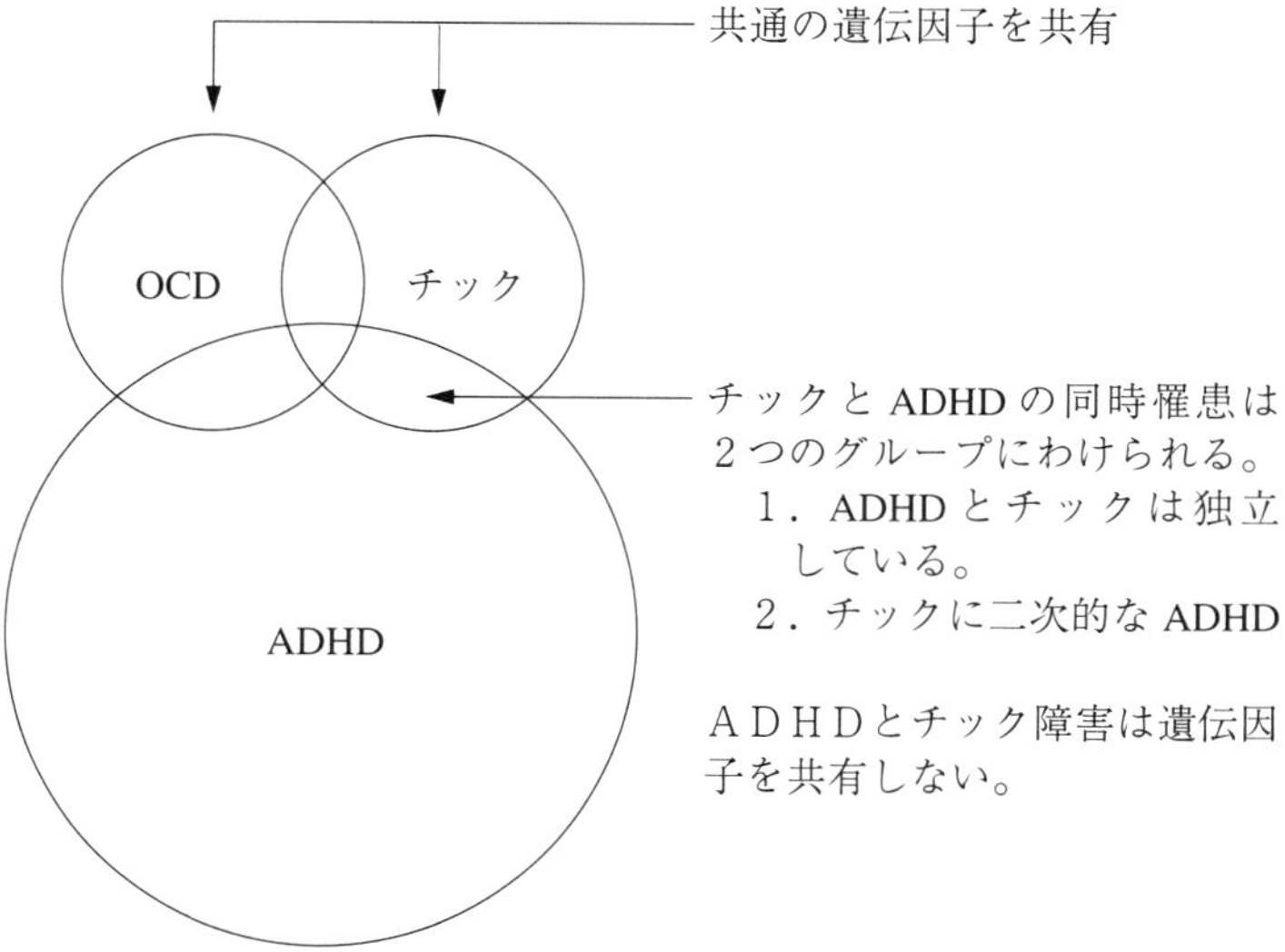
共通の遺伝因子を共有
OCD
チック
チックとADHDの同時罹患は2つのグループにわけられる。
1．ADHDとチックは独立している。
2．チックに二次的なADHD
ADHD
ＡＤＨＤとチック障害は遺伝因子を共有しない。

図4．チック障害、強迫性障害（ＯＣＤ）およびＡＤＨＤの重複

るという報告もみられる。トゥーレット症候群の子ども四〇〇人を調べたところ六五～七五％が親によると深刻な行動上の問題を持っており、つまり多動であり、行為障害を持っていたとステフ（Stefl）は一九八四年に発表している。

このようなデータから考えると、トゥーレット症候群を持っている子どものほとんどは破壊的行動を持っていることがわかる。

チック、強迫性障害（ＯＣＤ）とＡＤＨＤの遺伝的な関係は図４に示されている。この表にみるように強迫性障害とチックは同じ遺伝因子を持っている。

では、チックとＡＤＨＤの関係はというと、二つのグループにわけられる。第一はＡＤＨＤとチックが独立しているグループである。第二はＡＤＨＤがチックに二次的に発生している場合である。このようにＡＤＨＤとチックの症状というのは、共通の遺伝因子を持っているものではない。

ＡＤＨＤがトゥーレット症候群の二次的に発生している群の場合、チックが起こるということは、その本人はきわめて気持ちが集中せず気が散るものである。またチックを抑えようとする努力は、衝動的なコントロールをするエネルギーの余裕がなくなるものである、と考える。

7　中枢興奮剤とチック

中枢興奮剤がチックを引き起こすということは、多くの人に認められていたものである。したがってトゥーレット症候群の子どもたちやチックを持っている子どもたちには使ってはならないとされていた。しかし、ＡＤＨＤとチックを持っている子どもたちに中枢興奮剤を与えても安全に使えるものであるということが最近わかった。つまり、中には中枢興奮剤でチックすら改善した者もみられたのである。

このように中枢興奮剤はチックにも効果があり、したがってまたADHDとチックがオーバーラップしている子どもたちにも中枢興奮剤は使えるということが明らかになったものである。しかしながら、それは長い期間安全であるかは、まだ十分にわかってはいない。

また別の研究によれば、中枢興奮剤を使ってもチックが悪くなることは認められなかったという。むしろチックは薬の投与に関わらず、良くなったり悪くなったりを繰り返していたという。

ともかく、これらの研究を合わせてみると、チックを持ったADHDの子どもに中枢興奮剤を安全に使うことができるということである。

8　ADHDと強迫性障害（OCD）

一般に強迫的ということと、嗜癖《しへき》的の区別をしていないことが多い。ADHDの子ども、特にODDやCD、つまり反抗挑戦性障害や行為障害と絡んでいるADHDの子どもは特定の行動に夢中になっている、ということで外来にやってくることが多いものである。つまりビデオゲームに夢中になりすぎるとか、あるいは特定のガールフ

研　究	人　　数 （強迫性障害）	ＡＤＨＤ 有病率	コ　メ　ン　ト
Swedo et al. （1989）	70	10％	トゥーレット障害、精神病は除外
Riddle et al. （1990）	21	10％	トゥーレット障害、精神病は除外
Hanna （1995）	31	16％	26％がチック障害を持つ、精神病は除外
Toro et al. （1992）	72	6％	17％がチック障害を持つ、器質性精神障害は除外
D. A. Geller （1996）	30	33％	40％がチック障害を持ち、22％が躁病、30％は精神病性。２人は広範な発達障害。

表５．強迫性障害を持つ子供のＡＤＨＤ有病率

レンドに夢中になっている、ということである。

強迫性障害とＡＤＨＤのオーバーラップする率を調べると、表５にそのデータが示されている。

最も高いのは三三％、最も低いもので六％、一番標本数が多い七十人、七十二人のオーバーラップの率は一〇％と六％となっている。これを見ると、強迫性障害の約一〇％はトゥーレット症候群を持っているということがわかる。

9　ＡＤＨＤと強迫性障害のオーバーラップした薬物療法

ＯＣＤの治療にはＳＳＲＩが有効であることは十分示されているものである。しかしＳＳＲＩがチックに効果があるとはみられていない。ただ、中枢興奮剤とＳＳＲＩは安全に使うことができることはわかっている。このように強迫性障害にはＳＳＲＩ、そしてチックには中枢興奮剤というように、両方使うことによって強迫性障害とＡＤＨＤの合併した子どもの治療をすることが可能である。

筆者が知っている十六歳の強迫性障害とＡＤＨＤの合併、さらにチックの患者は、リタリンの使用でＡＤＨＤの症状は顕著に改善した。しかしやがて二週間後にはチックが発生し、ハロペリドールを追加した。するとチックは消失した。

かくてＡＤＨＤ、強迫性障害、チックは全て改善した。それは本書の研究事実に一致するものである。

第七章

ＡＤＨＤと親の問題

多くのADHDの親にとって、自分の子どもと接することがこれだけ大変なのか、ということに彼らは驚いているはずである。彼らの子どもへの対応、つまりADHDの子どもへの対応は、普通の子どもだとするならばきわめて妥当であるにもかかわらず、ADHDの子どもとなると、やはりそれは十分ではないということになる。このことが親の自信を失わせ、悲観的にさせるものであり、疲労も多いものである。

ADHDの子どもを持つ親はうつ病になりやすく、不安障害もよくみられるものであるし、夫婦の離婚も多いものである。また、ADHDの子どもが学校へ行き、しかも担任の先生がADHDという診断の説明を受けていないとするならば、そのADHDの子どもが先生に叱られっぱなしになることはよくあるものである。そのため母親を呼び、注意することになる。母親はADHDの子どものしつけに苦労し、疲れているにもかかわらず、そこでまた先生にも叱られるということになると、彼らの怒りを解放する場所がなくなってしまうのである。

筆者の症例でも、ADHDの子どもを持ってうつ病的な様相を示さないという親はほとんどいなかったといってよい。あるADHDの中学生の男の子は、いつも学校で先生に叱られ、親も呼び出される、そしてまた家の中でも行動の抑制ができず、妹に喧嘩をふっかけたり、また宿題をやることもみられないとなると、親子で大変な喧嘩となってしまう。その疲れ果てた顔で、私たちの外来にやってくるのである。

「先生、ＡＤＨＤを専門に診ていて、寝泊まりができるような、そんな施設はないのですか?」と彼らはよく言うものである。残念ながら、ＡＤＨＤだけを集めて寝泊まりできるような公共施設はまずない。強いて言えば病院というしかないのである。

私は自分の経験から言うと、精神科の病院でも悪くはないと思っている。静かな場所を確保できるだけでも彼らは安心するし、どんなに暴れても病院から出ることができない、あるいはいろいろある規則を守らないと看護婦さんに叱られるという状況は、親に叱られる状況よりも混乱ははるかに少ないものである。また、看護婦さんは第三者であるので、誉めることも忘れはしない。当然主治医もそのような対応をしていく。したがって筆者の経験では、今のところ病院に入院させるということは、きわめて有益なことだと思っている。いずれもっとＡＤＨＤ向けの施設ができたならば、それはその方がよいとは思うものである。

ＡＤＨＤの子どもたちは、実際の社会、実際の学校で彼ら自身も大きく傷ついているのである。仲間外れにされる、からかわれる、馬鹿にされる、ということの中で日々暮らしているのであってみれば、病院の中に入るということは、自分自身の劣等感を持たなくてもよい環境であり、ほっとしているのが多くのＡＤＨＤの患者さんである。

入院ができない患者さんの有様というのは、時には母親にも悲惨なことである。したがってＡＤＨＤは、この日本の核家族の中にあっては、父親の援助は絶対に必要なものだということを知っておかねばならない。

母親にはＡＤＨＤのことを教えたり、また母親がＡＤＨＤの本を読んだりして、ＡＤＨＤがわかったとしても、その合併症が多くみられることには、今のところあまり多く言及していない。つまり反抗挑戦性障害、あるいは行為障害が大体合併してくるとなると、実際はこの合併する症状で親が混乱していることが多いものである。また兄弟にもこのことを言っていないので、いくらＡＤＨＤという病気だといっても、反抗挑戦性障害、行為障害そのものに直面して喧嘩になっていることが多いものである。その意味で、もう少し親のみならず兄弟にもＡＤＨＤとその合併症である反抗挑戦性障害の様子、行為障害を知らせておかないと家族は全く混乱の渦に入ってしまうものである。

バークレイの家族対策として、カウンセリングを設けることを提言している。彼の方法では、一週間に一度のセッションで、できるだけ短い期間にし、六～一二週間の長さを考えている。そこでは親に特殊な行動療法をマスターしてもらうように指導する。例えば強化、response cost、つまり反応貨幣と訳すべきであろうか、それをバークレイらは推奨している。

このresponse costというのは、反抗挑戦性障害や行為障害の行動を調整するために使うものであり、不適当な行動があった場合には、仮の貨幣、つまりトークンを失うことになり、適切な行動を振る舞っている時にはトークンを得ることができるという、オペラント条件づけによる行動療法である。これはいちいち怒ったり、叱ったりしないだけに有効な方法だと思われる。

筆者のやり方は、このバークレイとはいささか異なるものである。トークン・エコノミーの方法による行動の調整というのは、やはり人工的なトークンを使うだけに、やや不自然なようにみえるものである。したがって筆者は既に述べたように、カレンダーで一週間ごとに集計する。つまり非常によくできた日には三重丸、ややうまく行動をコントロールした日には二重丸、いささかコントロールを逸した日には一つの丸として、三重丸が一週間でいくつ集まるだろう、ということを親子で話し合うのである。そしてもし三重丸が一週間のうちに四回以上あったならば、そのご褒美として家族でレストランへ行くとか、あるいは遊園地に行くとか、小遣いを少し増やしてあげるとか、そうしたことを心掛けたらいいのではないかと筆者は思っている。

そのようにして毎週毎週評価をし、それに基づいた報酬を考えるのである。ここではバツがないので、叱責はないのである。やはり誉めることによって、問題の行動を減らしていくのが基本だと考えられる。

このような評価にあっても、母親のカウンセリングは必要である。それによって彼らがより冷静な判断をもち、病気との対応を学ぶのである。子どもを叱って問題を少なくすると、かえって問題を少なくするどころか問題はひどくなり母親も混乱してしまい、子どもの問題がもっと広がってしまうのを防がねばならないものである。

また、タイムアウトという方法も使う。これは反応コストテクニックに比べると、いささかやっかいなものではある。しかし、妥当な行動を取れなかったり、言うことをきかなかったり、あるいは混乱していた場合には、しばらく何もしないでいなさいと、ＡＤＨＤの子どもたちに言うのである。大体は五分前後しか我慢ができないので、五分を目安にして「さあ、何もしないでそこに立っていてちょうだい」と言うことによって、何もしない時間に耐えるようにトレーニングすると同時に、荒れた行動を止めるという働きを期待するものである。この場合、ある意味で罰であると同時に、じっとしていることを学ぶというものでもある。

ＡＤＨＤの子どもを抱えている母親にとっては、既に述べたようにうつ病などがきわめて多いものであり、したがってＡＤＨＤの親の会、親のカウンセリング、親のグループセラピーというものが大きな意味を持ってくるようになる。自分たちは孤独ではない、同じようなＡＤＨＤの子どもを持っている親がいる、と知ることは、彼らに大きな慰みを与えるものである。

おわりに

ＡＤＨＤはこの一〇年前後で大変な勢いで研究成果と治療効果をあげてきた。薬物療法のリタリンの活用はきわめて大きな遺産である。しかし日本では行動療法はほとんどみられない。ともかくこのように短期間のうちにかくもＡＤＨＤの症状、診断、脳の病因論、治療方法が出来上がった疾患は他にはないように思われる。これほどまでにＡＤＨＤは注目されてきたと言える。そこにはアメリカ圏を中心とした、ＡＤＨＤの研究があっという間に成果が集められ、まとめられたという、先駆的な作業が大きな影響力を日本のＡＤＨＤ治療にも与えているものである。

しかし、今でもＡＤＨＤを知らない精神科医、ＡＤＨＤを知らない小児科医も多い。日本の医者や、あるいは臨床心理の人たちに対するＡＤＨＤの細かい治療方法を書いた本が少ないことも関係しているのかもしれない。

少なくとも今学校現場では、教師もＡＤＨＤを知らないではいられないはずである。アメリカの発症率三％前後というＡＤＨＤの患者数は、どの教師も注意しなければいけないし、養護の先生の活躍も期待しなければならない。また、教育制度のあり方を教育委員会、校長をはじめとした人たちが考えなおす必要がある。ＡＤＨＤの子どもを普通のクラスに入れるのが妥当かどうか。妥当でないとしたら、どのようなクラスを作るのか。誰を指導者にするか、ということを十分に組織化しなければならない。

今や公的機関の援助を待つことはできない。今現在のＡＤＨＤを救うためにも、各学校の工夫がきわめて重要なものである。そしてまた、両親のＡＤＨＤの子どもに対する対応も十分に学ばなければならない。彼らにまず、ＡＤＨＤというものが親のせいでもなければ環境のせいでもない、神経学的な障害とみられていること、したがってＡＤＨＤの子どもが生まれたことは、親が悪いというわけではない、環境が悪いということではない、ということを理解してもらうべきである。ただ、ＡＤＨＤには遺伝性があるので、その辺の配慮はしなければならないかもしれない。

ＡＤＨＤは今のところ、まだ十分に単一疾患としてみることはできない。多くの要因、あるいは異質な要因で症状のまとまりを作り、それをＡＤＨＤと呼んでいるのかもしれない。そういう覚悟もＡＤＨＤの治療には必要なことである。ＡＤＨＤを決まった疾患のように進めていくのにも、やや不安が伴うと言わざるを得ない。

日本では、ＡＤＨＤの本を書いて紹介しても、親は自分の子どもを公にされたといって怒る人がいるものである。しかし、これは本当の意味の人権ではないと思う。Ａ

ＤＨＤの病気をよく知ることによって、良き治療が得られ、学校や近所の人たちからよき対応を受けるとするならば、ＡＤＨＤであることを隠さず、明らかにすることが最終的には一番人道的なやり方だと考えられる。

一番困るのは、隠しておこうとしてＡＤＨＤの子どもの治療がなされないまま家にいるだけ、という有様である。このようなことは、ぜひ避けていただきたいと思うのである。いろんな分野でも、日本の人権というのは隠す人権ではないか、という批判も高まっている。隠すのではなく、科学的に明らかにし、そして早く改善を得ることが本当の人権だと思われる。

参考文献

・Barkley, R.A.(1998) Attention-Deficit Hyperactivity Disorder. The Guilford Press.

・Fowler, M.(1990) Maybe You Know My Kid.Carol Publishing Group.
（沢木昇訳（一九九九）『手のつけられない子それはＡＤＨＤのせいだった』扶桑社）

・Munden, A., Arcelus, J.(1999) The ADHD Handbook: A Guide for Parents and Professionals on Attention Deficit / Hyperactivity Disorder. Jessica Kingsley Publishers Ltd, U.K.
（市川宏伸・佐藤泰三監訳、紅葉誠一訳（二〇〇〇）『注意欠陥・多動性障害―親と専門家のためのガイドブック―』東京書籍）

・Pliszka, S.R., Carlson, C.L., Swanson, J.M.(1999) ADHD with Comorbid Disorders. The Guilford Press.

・Selikowitz, M.(1995) All about ADD: Understanding Atention Deficit Disorder. Oxford university Press, Australia.
（中根晃・山田佐登留訳（二〇〇〇）『ＡＤＨＤの子どもたち』金剛出版）

・Sudderth, D., Kandel, J.(1997) ADULT ADD. The Complete Handbook: Everything You Need to know About How to Cope and Live Well With ADD/ADHD.
（田中康雄監修、海輪由香子訳（二〇〇一）『おとなのＡＤＨＤ―社会でじょうずに生きていくために―』株式会社ＶＯＩＣＥ）
・Teeter, P.A(1998) Interventions for ADHD. The Guilford Press.

【著者略歴】

町沢静夫　（まちさわ　しずお）

1945年　新潟県糸魚川市に生まれる
1968年　東京大学文学部心理学科卒業
1976年　横浜市立大学医学部卒業
　　　　東京大学付属病院分院神経科勤務
1986年　国立精神・神経センター精神保健研究所室長
1994年　町沢メンタル・ヘルス研究所開設
1998年　立教大学コミュニティ福祉学部教授
現　在　精神科医・医学博士、立教大学教授、メンタル・ヘルス研究所所長、ストレスケア日比谷クリニック（非常勤）、式場病院（非常勤）、雑誌「精神療法」（編集委員）

専　攻

思春期·青年期精神医学／社会病理学·異常心理学／心理療法·犯罪学

主な著書

『ボーダーラインの心の病理』（創元社）、『成熟できない若者たち』（講談社）、『閉じこもるフクロウ』（朝日新聞社）、『ボーダーライン』（丸善ライブラリー）、『あなたの心にひそむ《見捨てられる恐怖》』（ＰＨＰ研究所）、『こころの健康事典』、『心の壊れた子どもたち』（朝日出版社）、『臨床心理学』（医学書院）、『ぼくの心をなおしてください』（幻冬舎）

ＡＤＨＤ（注意欠陥／多動性障害）

●———2002年4月1日　初版第1刷発行
　　　2011年6月20日　4版第2刷発行

著　者——町沢静夫
発行者——井田洋二
発行所——株式会社　**駿河台出版社**
〒101-0062　東京都千代田区神田駿河台3－7
電話03（3291）1676番（代）／FAX03（3291）1675番
振替00190-3-56669
製版所——株式会社フォレスト

ISBN978-4-411-00344-7　C0011　¥1600E

《21世紀カウンセリング叢書》
［監修］伊藤隆二・橋口英俊・春日喬・小田晋

キャリアカウンセリング

宮城まり子

近年厳しい経済状況に見舞われている個人、企業、組織はキャリアカウンセラーの支援を切実に求めている。本書はキャリア自身の本格的なサポートをするために書き下された。

本体1700円

実存カウンセリング

永田勝太郎

フランクルにより提唱された実存カウンセリングは人間の精神における人間固有の人間性、責任を伴う自由を行使させ、運命や宿命に抵抗する自由を自覚させ、そこから患者独自の意味を見出させようとするものである。

本体1600円

ADHD（注意欠陥／多動性障害）

町沢静夫

最近の未成年者の犯罪で注目されているADHDについて、90年代以後の内外の研究成果をもとにADHDとは何かにせまる。そして、この病気にいかに対処するか指針を示してくれる。

本体1600円

芸術カウンセリング

近喰ふじ子

芸術カウンセリングとは言語を中心とした心理療法を基本に芸術（絵画、コラージュ、詩、歌）を介したアプローチをしてゆく心理療法のことである。

本体1600円

産業カウンセリング

石田邦雄

産業カウンセリングは運動指導・心理相談・栄養指導・保健指導などの専門スタッフが協力して働く人の心身両面からの健康保持増進を図ろうとするものである。

本体1600円

PTSD ポスト・トラウマティック・カウンセリング

久留一郎

トラウマとは瞬間冷凍された体験だ。それを癒すには凍りついた体験を解凍し、従来の認知的枠組みの中に消化吸収してゆくことだ。

本体1700円

構成的グループ・エンカウンター

片野智治

いろいろな集中的グループ体験のことである。他者とのふれあいを通してある特定の感情、思考、行動のとらわれなどから自分自身を解放し、人間的成長を目標としているのである　本体1700円

家族療法的カウンセリング

亀口憲治

家族を単に個人の寄せ集めと考えない。むしろ複数の家族成員と同席で面接を行うことによって、互いの関係を直接確認できる。その結果、家族関係をひとつのまとまりのある「心理系」として理解する見方が定着、その見方を基にして、問題の解決へ向けた具体的な援助技法が生み出されてきた。　本体1800円

間主観カウンセリング

伊藤隆二

本書は長年臨床心理学にたずさわってきた著者が身をもって体験してきた結果得た知識を基にして、現代心理学のゆきづまりを打破すべく鋭くその欠点を批判し、その結果、新たな心理学の確立をめざそうとする意欲的な心理学書である。　本体1800円

人生福祉カウンセリング

杉本一義

カウンセラーと、クライアントは一つの出会いによって人生の道連れとなり、共に歩いてゆくのである。本書は、人間が人間として生きる上で最も重要な人間性の活性化と充足を助ける幸福援助学である。　本体1900円

《人間の発達と臨床心理学》

伊藤隆二・橋口英俊・春日喬　編

第1巻 生涯発達と臨床心理学

第1章　生涯発達の心理　第2章　心理的問題の縦断的考察　第3章　心理的問題の診断　第4章　主な心理療法　精神分析療法／来談者中心療法／行動療法／認知療法／論理療法／ゲシュタルト療法／催眠療法／イメージ療法／交流分析／内観療法／自律訓練法／森田療法／家族療法／集団療法／サイコドラマ／遊戯療法／箱庭療法とコラージュ療法／絵画療法／音楽療法／東洋医学的心理療法

本体3301円

第2巻 乳幼児期の臨床心理学

第1章　乳幼児期の発達心理　第2章　乳幼児期の心理的問題の理解　第3章　乳幼児期の心理診断　第4章　乳幼児期の心理治療　妊娠期の精神的問題とその対応／産褥期精神障害／初期発達障害／授乳障害／夜泣・夜驚／基本的生活習慣／乳幼児の心因性疾患／食事の問題／言語の問題／退行／反抗／性器いじり／嘔吐／内閉／ことばの遅れ　第5章　乳幼児期の精神的健康のために

本体3800円

第3巻 学齢期の臨床心理学

第1章　学齢期の発達心理　第2章　学齢期の心理的問題の理解　第3章　学齢期の心理診断　第4章　学齢期の心理治療　吃音／緘黙／排泄の問題／呼吸困難／耐性虚弱／多動／学習障害／神経性習癖／肥満／劣等感／心身症的問題（頭痛・腹痛・嘔吐・頻尿）／脱毛／抜毛／自慰／登校拒否／いじめ／盗み　第5章　学齢期の精神的健康のために

本体3800円

第4巻 思春期・青年期の臨床心理学

第1章　思春期・青年期の発達心理　第2章　思春期・青年期の心理的問題の理解　第3章　思春期・青年期の心理診断　第4章　思春期・青年期の心理治療　反抗／家庭内暴力／受験ノイローゼ／怠学／盗み／薬物乱用　青少年の心理機制とその事例研究／自信喪失／集団参加困難／思春期やせ症／アパシー／不定愁訴／性器劣等感／対人恐怖／自殺　第5章　思春期・青年期の精神的健康のために

本体3800円

第5巻 成人期の臨床心理学

第1章　成人期の発達心理　第2章　成人期の心理的問題の理解　第3章　成人期の心理診断　第4章　成人期の心理治療　夫婦面接／嫁・姑の葛藤／児童虐待／モラトリアム／劣等感／孤立／不定愁訴／うつ／対象喪失／アルコール依存／性的逸脱／エイズカウンセリング／テクノストレス／出社拒否／過剰適応　第5章　成人期の精神的健康のために

本体3400円

第6巻 老年期の臨床心理学

第1章　老年の心理　第2章　老年の心理的問題の理解　第3章　老年の心理診断　第4章　老年期の心理治療　身体変化／不定愁訴／家族間の葛藤／痴呆／被害妄想／生きがいの喪失／対象喪失／不治の病／死の不安／心身症／神経症／うつ／老年期の自殺　第5章　老年期の精神的健康のために

本体3107円